高等职业院校学生专业技能抽查标准与题库丛书

助　产

方超英　邱志军　邹　燕　等编著

湖南大学出版社

内 容 简 介

本书由助产专业技能抽查标准与题库两大部分组成。助产专业技能抽查标准由专业基本技能模块与专业核心技能模块两大模块组成，共 19 个技能点。并根据孕（产）妇可能面临的健康问题情境，设计了 165 个情境任务，引导学生完成考核任务。本书适合高等职业院校三年制高职助产专业的师生使用，也可作为相关企业职业技能培训教材。

图书在版编目（CIP）数据

助产/方超英，邱志军，邹燕等编著. —长沙：湖南大学出版社，2015.7（2019.1 重印）

（高等职业院校学生专业技能抽查标准与题库丛书）

ISBN 978-7-5667-0891-5

Ⅰ.①助… Ⅱ.①方… ②邱… ③邹… Ⅲ.①助产学—高等职业教育—教材 Ⅳ.①R717

中国版本图书馆 CIP 数据核字（2015）第 147820 号

高等职业院校学生专业技能抽查标准与题库丛书

助 产

ZHU CHAN

编　　著：	方超英　邱志军　邹　燕　等
责任编辑：	罗素蓉　樊慧敏
印　　装：	长沙市昱华印务有限公司
开　　本：	787×1092　16 开　印张：6.75　字数：169 千
版　　次：	2015 年 7 月第 1 版　印次：2019 年 1 月第 4 次印刷
书　　号：	ISBN 978-7-5667-0891-5
定　　价：	20.00 元

出版人：雷　鸣
出版发行：湖南大学出版社
社　　址：湖南·长沙·岳麓山　　邮　　编：410082
电　　话：0731-88822559（发行部），88821691（编辑室），88821006（出版部）
传　　真：0731-88649312（发行部），88822264（总编室）
网　　址：http://www.hnupress.com
电子邮箱：pressluosr@hnu.edu.cn

高等职业院校学生专业技能抽查标准与题库丛书

编 委 会

主 任 委 员:邹文辉

副主任委员:郭建国　郭荣学

委　　　员:(按姓氏笔画排名)

王江清　支校衡　李大平　朱日红　刘显泽

刘洪宇　刘　婕　李梓楠　张　建　陈焕文

周芳友　姚和芳　翁兴旺　袁维坤　龚声武

舒底清　翟惠根

本册主要研究与编著人员

方超英(湖南省妇幼保健院)　　　邱志军(岳阳职业技术学院)

邹　燕(岳阳职业技术学院)　　　陈万琼(岳阳职业技术学院)

吴珊云(岳阳职业技术学院)　　　洪　昆(岳阳职业技术学院)

代　玉(岳阳职业技术学院)　　　易凌云(岳阳职业技术学院)

杨　勤(岳阳职业技术学院)　　　李旭华(岳阳职业技术学院)

王　凤(岳阳职业技术学院)　　　黎逢保(岳阳职业技术学院)

刘志辉(湖南省妇幼保健院)　　　蔡　芬(岳阳职业技术学院)

徐陵琦(岳阳职业技术学院)　　　王新星(岳阳职业技术学院)

杨晨希(岳阳职业技术学院)　　　罗利萍(湘潭职业技术学院)

郑艾娟(永州职业技术学院)　　　尹　毅(常德职业技术学院)

胡蘅芬(湖南环境生物职业学院)　李耀军(长沙卫生职业学院)

陈玲霞(岳阳市一人民医院)　　　卢进保(岳阳市一人民医院)

方小芬(岳阳市二人民医院)　　　朱新华(岳阳市妇幼保健院)

荣英姿(岳阳市三人民医院)　　　罗　烨(湘阴县第三人民医院)

总　序

　　当前,我国已进入深化改革开放、转变发展方式、全面建设小康社会的攻坚时期。加快经济结构战略性调整,促进产业优化升级,任务重大而艰巨。要完成好这一重任,不可忽视的一个方面,就是要大力建设与产业发展实际需求及趋势要求相衔接、高质量有特色的职业教育体系,特别是大力加强职业教育基础能力建设,切实抓好职业教育人才培养质量工作。

　　提升职业教育人才培养质量,建立健全质量保障体系,加强质量监控监管是关键。这就首先要解决"谁来监控"、"监控什么"的问题。传统意义上的人才培养质量监控,一般以学校内部为主,行业、企业以及政府的参与度不够,难以保证评价的真实性、科学性与客观性。而就当前情况而言,只有建立起政府、行业(企业)、职业院校多方参与的职业教育综合评价体系,才能真正发挥人才培养质量评价的杠杆和促进作用。为此,自 2010 年以来,湖南职教界以全省优势产业、支柱产业、基础产业、特色产业特别是战略性新兴产业人才需求为导向,在省级教育行政部门统筹下,由具备条件的高等职业院校牵头,组织行业和知名企业参与,每年随机选取抽查专业、随机抽查一定比例的学生。抽查结束后,将结果向全社会公布,并与学校专业建设水平评估结合。对抽查合格率低的专业,实行黄牌警告,直至停止招生。这就使得"南郭先生"难以再在职业院校"吹竽",从而倒逼职业院校调整人、财、物力投向,更多地关注内涵和提升质量。

　　要保证专业技能抽查的客观性与有效性,前提是要制订出一套科学合理的专业技能抽查标准与题库。既为学生专业技能抽查提供依据,同时又可引领相关专业的教学改革,使之成为行业、企业与职业院校开展校企合作、对接融合的重要纽带。因此,我们在设计标准、开发题库时,除要考虑标准的普适性,使之能抽查到本专业完成基本教学任务所应掌握的通用的、基本的核心技能,保证将行业、企业的基本需求融入标准之外,更要使抽查标准较好地反映产业发展的新技术、新工艺、新要求,有效对接区域产业与行业发展。

　　湖南职教界近年探索建立的学生专业技能抽查制度,是加强职业教育质量监管,促进职业院校大面积提升人才培养水平的有益尝试,为湖南实施全面、客观、科学的职业教育综合评价迈出了可喜的一步,必将引导和激励职业院校进一步明确技能型人才培养的专业定位和岗位指向,深化教育教学改革,逐步构建起以职业能力为核心的课程体系,强化专业实践教学,更加注重职业素养与职业技能的培养。我也相信,只要我们坚持把这项工作不断完善和落实,全省职业教育人才培养质量提升可期,湖南产业发展的竞争活力也必将随之更加强劲!

　　是为序。

郭开朗

2011 年 10 月 10 日于长沙

目 次

第一部分 助产专业技能抽查标准

第二部分　助产专业技能抽查题库

第一部分　助产专业技能抽查标准

一、适用专业与对象

1. 适用专业

本标准适用于湖南省高等职业院校三年制高职助产专业。

2. 适用对象

高等职业院校三年制助产专业三年一期全日制在籍学生。

二、专业技能基本要求

本专业技能抽查内容由专业基本技能与专业核心技能两大技能模块组成。专业基本技能包括密闭式静脉输液、药物过敏试验、留置导尿术（女性）、外科洗手、穿无菌手术衣及戴无菌手套、心电监护仪的使用（成人）、肌内注射（成人）、氧气吸入疗法（氧气筒）、生命体征测量（成人）、无菌技术操作和成人徒手心肺复苏，专业核心技能包括骨盆外测量、四步触诊、产程图绘制、会阴侧切缝合术、自然分娩接产技术、母乳喂养指导技术、新生儿复苏、新生儿沐浴（盆浴）和新生儿抚触。

表1-1　助产专业技能抽查考试模块及项目一览表

序号	专业基本技能模块		序号	专业核心技能模块	
	技能名称	技能编号		技能名称	技能编号
1	密闭式静脉输液	J-1-1	11	骨盆外测量	J-2-1
2	药物过敏试验	J-1-2	12	四步触诊	J-2-2
3	留置导尿术（女性）	J-1-3	13	产程图绘制	J-2-3
4	外科洗手、穿无菌手术衣及戴无菌手套	J-1-4	14	会阴侧切缝合术	J-2-4
5	心电监护仪的使用（成人）	J-1-5	15	自然分娩接产技术	J-2-5
6	肌内注射（成人）	J-1-6	16	母乳喂养指导技术	J-2-6
7	氧气吸入疗法（氧气筒）	J-1-7	17	新生儿复苏	J-2-7
8	生命体征测量（成人）	J-1-8	18	新生儿沐浴（盆浴）	J-2-8
9	无菌技术操作	J-1-9	19	新生儿抚触	J-2-9
10	成人徒手心肺复苏	J-1-10			

模块一：专业基本技能

本模块技能点涵盖基础护理、内科护理、外科护理和急诊护理的基本操作技能，涵盖护士职业资格考试需要掌握的主要技能，为临床护理工作打下基础。该模块技能点的总体要求包括:根据案例中的情境,遵照医嘱对指定对象进行全身情况、局部情况、心理状况及健康知识的评估,准备合适的操作环境和用物,完成情境任务;在解决护理对象的护理问题的同时,进行有效的沟通,观察和处理操作过程中的不适,做好个性化的心理护理和健康指导,并遵循消毒隔离相关原则要求初步处理用物。

J-1-1 密闭式静脉输液

1. 技能要求

能够遵循治疗原则、注射原则和无菌技术操作原则,与输液对象进行个性化的沟通,准确配制药液,选择合适的穿刺部位,做到一次性排气和穿刺成功;根据孕(产)妇情况调节合适的输液速度,采用个性化的方式进行健康教育;能及时识别和正确处理输液故障及其他不适反应。

2. 操作规范

(1)核对。核对医嘱单、输液卡,确认医嘱有效。

(2)评估及准备。①孕(产)妇:核对孕(产)妇个人信息,评估全身和局部情况、心理状况,有可能发生过敏反应的药物应评估用药史、过敏史和家族史,告知孕(产)妇静脉输液目的、方法及配合要点,嘱/助孕(产)妇大小便。②环境:清洁、宽敞、明亮,符合配药和静脉输液的环境要求。③操作者:着装整洁,戴好口罩、帽子、挂表,按七步洗手法洗手或用手消剂消毒双手。④用物:手消剂、一次性密闭式输液器、一次性注射器、一次性手套、剪刀、皮肤消毒剂、无菌棉签、弯盘、压脉带、无菌纱布、溶液、药物、砂轮、输液贴、小枕与一次性垫巾、笔、输液卡、医嘱单、输液架、瓶签/记号笔、网套(必要时用)、夹板及绷带(必要时用)。评估药物和用物的性能、质量和有效期等;操作前湿式清洁治疗台与治疗车,将准备好的用物按照使用先后顺序放于治疗车上。

(3)备药。①查对输液卡、药物和溶液;检查药物有效期、质量、批号、规格;检查瓶口有无松动、瓶身有无裂缝、液体澄明度(有无沉淀、浑浊、絮状物、变色)等。②在输液瓶上注明孕(产)妇及药物信息(或贴上有以上信息的瓶签)。③启开瓶盖(必要时套网套)。④遵医嘱抽吸药液加入输液瓶内。⑤再次核对输液卡、药物和溶液,无误后在输液卡上签名。⑥检查输液器,关调节器开关后,取出粗针头插入输液瓶内。⑦请他人核对、签名。⑧按要求初步处理用物。⑨消毒双手,取下口罩。

(4)输液。①携用物至孕(产)妇床旁(留观室),核对姓名并解释。②消毒双手、戴口罩。③根据病情协助孕(产)妇取舒适卧位。④备好输液贴,再次查对后挂输液瓶,排尽空气。戴手套。⑤选择合适血管(一般选择粗直、弹性好、易于固定的静脉,避开关节和静脉瓣,下肢静脉不应作为成年人穿刺血管的常规部位),穿刺部位下垫一次性垫巾与小枕,扎压脉带。⑥常规消毒皮肤,待干,再次排气。⑦左手绷紧穿刺部位下端皮肤,穿刺针与皮肤呈15°~30°角斜行进针,见回血后再进入少许,松开压脉带,打开调节器,嘱孕(产)妇松拳,输液通畅后妥善固定(一条贴膜固定针柄,一条带棉片贴膜固定穿刺处,一条贴膜将头皮针胶管成S形固定,必要时用胶带加固,做到牢固、美观)。⑧脱手套,根据药物及病情调节滴速。⑨再次核对无误后,记录输液时间、滴速,签名并挂于输液架上。⑩消毒双手、取下口罩。帮助孕

（产）妇取合适体位，整理床单位；进行健康教育［告知孕（产）妇及家属不可随意调节滴速，穿刺部位的肢体避免过度用力或剧烈活动，出现异常及时告知医护人员］；按要求初步处理用物。

（5）观察。输液过程中巡视孕（产）妇，听取主诉，及时、正确处理输液故障及不良反应，为继续输液者更换药物。

（6）拔针。①消毒双手，戴好口罩。②输液完毕，取下输液贴，拔针后按压至局部无出血（一般按压2～3分钟，有出血倾向者按压5～10分钟）。③按要求初步处理用物（一次性输液管、注射器毁形；垃圾分类处理）。④消毒双手，取下口罩。⑤对孕（产）妇进行个性化健康教育。

3. 职业素养要求

操作规范，技术熟练，一针见血及一次性排气成功；态度和蔼，语言亲切，沟通有效，孕（产）妇及家属满意；制度落实到位，做到孕（产）妇、药物、剂量、时间、方法准确，无菌观念强；问题的判断和处理及时、有效。

J-1-2 药物过敏试验

1. 技能要求

能正确评估孕（产）妇的过敏史，告知药物过敏反应的表现；严格执行药疗原则、注射原则和无菌技术操作原则，按照操作规范实施过敏试验溶液的配制、注射部位选择、注射、过敏试验结果的观察和判断，做好孕（产）妇的心理护理和健康教育。

2. 操作规范

（1）核对。核对医嘱、注射卡，确认医嘱有效。

（2）评估及准备。①孕（产）妇：核对孕（产）妇个人信息，评估病情、治疗情况、进食情况，详细询问孕（产）妇的用药史、过敏史和家族史，选择注射部位。②环境：符合配药和注射操作要求，备有相应抢救设施。③操作者：着装整洁，戴好口罩、帽子、挂表，按七步洗手法洗手或用手消剂消毒双手。④用物：过敏药物专用注射盘内放已经铺好的无菌盘、无菌纱布数块、皮肤消毒剂、弯盘、试验药物（以1支80万^{u}的青霉素为例）、生理盐水注射液1支（10 ml/支）、砂轮、启瓶器、注射卡、无菌棉签、1 ml注射器1个、5 ml注射器1个、急救盒［内备0.1%盐酸肾上腺素1支（1 mg/支）、地塞米松1支（5 mg/支）、砂轮和2.5 ml注射器1个］和急救装置（吸痰管、氧气导管、氧气与吸引装置等）、手消剂、笔；评估药物和用物的性能和质量等。操作前湿式清洁治疗台和治疗车，将准备好的用物按照使用先后顺序放于治疗车上。

（3）配置药物过敏试验溶液。以青霉素为例：①查对注射卡，将4 ml生理盐水注入测试药物的密封瓶内，摇匀使其充分溶解。②用1 ml注射器抽取上液0.1 ml，加生理盐水至1 ml，摇匀。③将注射器内药液推掉0.9 ml，余0.1 ml，加生理盐水至1 ml，摇匀。④再次推掉0.9 ml药液，余0.1 ml，加生理盐水至1 ml，摇匀。⑤再次查对无误后摇匀，将配好的过敏试验溶液做好标记放入无菌盘内（其他药物过敏试验溶液配置方法相同。TAT过敏试验溶液以150IU/ml TAT生理盐水溶液为标准；氨苄西林、羧苄西林过敏试验溶液以

500 ug/ml的氨苄西林、羧苄西林生理盐水溶液为标准，先锋霉素Ⅴ过敏试验溶液以500 ug/ml的先锋霉素Ⅴ生理盐水溶液为标准）。⑥按要求初步处理用物。⑦消毒双手、取下口罩。⑧请他人核对并签名。

（4）注射。①携用物至孕（产）妇床旁（注射室），再次核对姓名，查对注射卡，解释并取得孕（产）妇配合。②消毒双手，戴口罩。③根据病情协助孕（产）妇取合适体位。④选定注射部位（前臂掌侧下段），用75％乙醇（若对乙醇过敏，则用生理盐水）消毒（清洁）注射部位皮肤（忌用含碘消毒剂），待干。⑤再次核对药物。⑥左手绷紧皮肤，针头斜面向上与皮肤呈5°角或与皮肤几乎平行刺入皮内，一手大拇指固定针栓，另一手推注射器，注入0.1 ml药液，使局部呈一圆形隆起，见皮肤变白并显露毛孔。⑦迅速拔出针头，销毁注射器（针头放入锐器盒），一次性注射器集中处理。⑧再次核对，记录注射时间并签名。⑨急救盘置于孕（产）妇床旁。⑩消毒双手，取下口罩。交代注意事项（不按压注射部位；不离开注射室；20分钟后看结果，如为首次注射30分钟之后判断结果；有不适及时告知）。按要求初步处理用物。

（5）观察。巡视孕（产）妇，听取主诉，了解注射部位的情况。

（6）结果判断。①结果判定方法：皮丘无隆起、局部无红肿、孕（产）妇无自觉症状为阴性；皮丘隆起，局部出现红肿硬结，直径大于1 cm，或皮丘周围有伪足、痒感或过敏性休克等为阳性。②告知孕（产）妇过敏试验结果。③记录结果：阳性用红色（＋）记录，并在体温单、医嘱单、病历卡、注射卡、床头／尾卡、门诊卡等处醒目标志，及时通知医生更换药物；阴性用蓝色（－）记录。

3. 职业素养要求

制度和规范落实好，做到孕（产）妇、药物、剂量、时间、方法准确；无菌观念强，操作规范，技术熟练；态度和蔼，语言亲切，沟通有效；结果的判断正确，问题处理及时。

J-1-3 留置导尿术（女性）

1. 技能要求

能准确评估孕（产）妇的病情、合作程度、膀胱充盈度、会阴情况与操作环境；根据评估结果，备齐用物，遵守无菌技术操作原则，按照护理程序的方法为孕（产）妇实施留置导尿术。

2. 操作规范

（1）核对。核对医嘱。

（2）评估及准备。①孕（产）妇：核对孕（产）妇个人信息，评估病情、治疗、用药、膀胱充盈度、会阴部皮肤粘膜情况，告知孕（产）妇导尿的目的和配合方法，并嘱咐孕（产）妇自行冲洗会阴或帮助冲洗会阴。②环境：符合无菌技术操作的要求，并注意保护孕（产）妇的隐私，操作前关好门窗，床单位用布帘／屏风遮挡。③操作者：着装整洁，戴好口罩、帽子、挂表，按七步洗手法洗手或用手消剂消毒双手。④用物：手消剂、无菌导尿包[内装血管钳2把、弯盘1个、治疗碗1个、小药杯（内置无菌棉球若干）、石蜡油棉球瓶、纱布若干、孔巾1块]、无菌手套2双、消毒液（0.1％苯扎溴铵或0.05％碘伏溶液）、会阴消毒包（内盛治疗碗1个、弯盘1个、棉球若干、血管钳1把）、无菌持物钳及筒、生理盐水及注射器、一次性气囊导尿管2根、一次性垫巾、浴巾、集尿袋1个。评估用物的性能、质量、消毒灭菌日期和效果等。操作前湿式清洁治疗车,将准备好的用物按照使用先后顺序放于治疗车上。

(3)初步消毒。①携用物至孕(产)妇床旁(留观室),再次核对姓名并解释,了解外阴清洗情况。②便盆放于操作侧病床下。③将孕(产)妇两手放于胸前,松开床尾盖被斜盖于一侧;协助孕(产)妇脱去近侧裤腿,盖在对侧腿部,近侧下肢用浴巾遮盖。④将一次性垫巾垫于孕(产)妇臀下,协助取屈膝仰卧位,两腿略外展,暴露外阴。⑤打开会阴消毒包,倒消毒液于盛有棉球的治疗碗内,戴手套,弯盘置于会阴旁。⑥右手持血管钳夹浸有消毒液的棉球按照"自上而下、由外至内"的原则消毒会阴部,一个棉球限用一次、消毒方向不折返,消毒顺序为:阴阜→腹股沟→大阴唇→小阴唇外侧→小阴唇内侧→尿道口及会阴→肛门。⑦消毒完毕,脱下手套,清理用物,置于治疗车下层。

(4)再次消毒。①在孕(产)妇两腿之间打开导尿包,倒消毒液于小药杯内,备好集尿袋。②戴无菌手套,铺孔巾,与导尿包形成一无菌区;摆放包内无菌用物,检查导尿管,连接集尿袋,用石蜡油棉球润滑导尿管前端,放置于无菌治疗碗内备用。③根据导尿管上注明的气囊容积用注射器抽取无菌生理盐水备用。④左手分开并固定小阴唇,右手持血管钳夹棉球自上而下、由内向外,分别消毒尿道口、两侧小阴唇内侧,每个棉球用一次,用过的棉球及血管钳放于弯盘内并移开。

(5)插管与固定。①将放置导尿管的治疗碗置于会阴旁,嘱孕(产)妇深呼吸,右手用另一血管钳夹持导尿管轻轻插入尿道约 4～6 cm,见尿液流出再插入 5～7 cm,向气囊注入生理盐水,轻拉导尿管有阻力感,即证实导尿管已固定于膀胱内。②撤下孔巾,擦净外阴,脱去手套,导尿用物集中包好放于治疗车下层;撤出一次性垫巾,放在治疗车下层。③将集尿袋妥善固定在低于耻骨联合的高度。

(6)导尿后处理。①询问孕(产)妇感受,撤下浴巾,协助孕(产)妇穿裤并取舒适卧位,整理床单位。②消毒双手,取下口罩,记录。③向孕(产)妇交代注意事项,进行健康教育,按要求初步处理用物。

3. 职业素养要求

操作熟练,方法正确,动作轻柔;无菌观念强,无污染;语言亲切,沟通有效;关心体贴,保护隐私及注意保暖;整理用物及时、正确。

J-1-4 外科洗手、穿无菌手术衣及戴无菌手套

1. 技能要求

能正确区分手术室非限制区、半限制区、限制区,掌握无菌区的范围;能按照无菌技术操作原则,完成外科洗手、穿无菌手术衣及戴无菌手套。

2. 操作规范

(1)评估及准备。①环境:明亮、清洁、安静,室温 26～28 ℃,湿度 50%～60%。②操作者:修剪指甲,取下手和手臂饰物,检查双手无伤口;穿拖鞋,着洗手衣、裤(洗手衣扎于裤内,衣袖卷至肘上 10 cm 并包住自身衣袖,洗手裤脚遮住自身裤脚外缘);戴好一次性口罩及帽子(帽子遮住所有头发,口罩遮住口鼻,不遮挡视线)。③用物:无菌手术衣包、无菌手套。

(2)外科洗手。①洗手液清洁洗手:用流动水湿润双手至肘上 10 cm,取适量洗手液均匀涂抹双手,按七步洗手法顺序揉搓双手(a. 掌心对掌心揉搓,手指并拢相互揉搓;b. 掌心对手背,手指交叉相互揉搓,交换进行;c. 掌心对掌心,手指交叉相互揉搓;d. 双手互握揉搓手指关节;e. 一手握另一手拇指旋转揉搓,交换进行;f. 指尖在掌心揉搓,交换进行;g. 一手旋转揉搓另一手手腕,交换进行),两手交换揉搓手臂至肘上10 cm。然后抬起双手,保持双手高于肘部,用流动清水冲洗双手、前臂至肘部,冲洗干净。洗手时间3分钟。②擦手:取一块无菌小毛巾先擦干双手,然后对折成三角形,三角形顶角朝向手掌方向,包裹一手腕部,另一手捏紧毛巾两角向肘端移动,擦至肘上10 cm。换另一块无菌小毛巾,同法擦干对侧手臂。抬起双手保持双手高于肘部,并远离身体。③消毒:先取适量消毒液,按上述七步洗手法顺序揉搓双手至肘上10 cm,使消毒液涂抹均匀。再取适量消毒液,揉搓指甲、指缝、手指、手掌、手背、腕部及前臂。抬起双手,保持双手高于肘部,并远离身体,待其干燥。消毒时间为6分钟。

(3)穿无菌手术衣(对开式手术衣)。请巡回护士打开手术衣包,操作者拿起手术衣,选择宽敞处,双手提起衣领两端,轻轻抖开手术衣,有腰带的一面向外,将手术衣略向上抛起,顺势双手同时插入袖筒,手伸向前,巡回护士在身后协助穿衣,使双手伸出袖口,巡回护士系好背后系带。操作者身体略向前倾,使腰带两端悬垂离开手术衣,双手交叉提起左右腰带略向后递(双手不得超过腋中线),由巡回护士在身后接过腰带系好。穿手术衣时,腰带及下摆不得拖地。穿好手术衣后,操作者仍抬起双手保持双手高于肘部,双手不得接触手术衣外表面和跨越无菌区。

(4)戴无菌手套。巡回护士打开无菌手套外包装,操作者取出手套,捏紧手套反折部分,检查左右手套方向,将手套拇指相对,一手伸入手套内戴好,再以戴好手套的四指伸入另一手套的反折内,戴好另一手(手套内外两面不得互相接触,未戴手套的手只能接触手套内面,戴好手套的手只能接触手套外面)。双手配合将手套反折部分翻转套于手术衣袖口外,检查手套无破损,用无菌生理盐水冲洗手套上滑石粉。戴好无菌手套后操作者双手拱手于胸前,或置于胸部衣袋无菌区内。

(5)脱手术衣及手套。①脱手术衣:由巡回护士解开背后系带及腰带,将手术衣自背部向前反折脱下,使手套腕口随之翻转于手上,用手术衣内侧面包裹外侧污染面,放入污物篮。手术衣外侧污染面不得接触手臂及洗手衣裤;②脱手套:一手捏住另一手套腕部外面,翻转脱下;以脱下手套的手插入另一手套内,将其往下翻转脱下,放入医用垃圾桶。

3. 职业素养要求

操作规范、动作熟练;遵循无菌技术操作原则,无菌观念强;沟通有效,配合默契。

J-1-5 心电监护仪的使用(成人)

1. 技能要求

能准确评估孕(产)妇的病情;根据评估结果准备用物;正确连接心电监护仪,监测心电图、心率、血压、呼吸和血氧饱和度;正确设置各项参数的报警值;能识别常见的异常波形;正确记录测量结果和判断病情;病情稳定后停止监护,对监护仪进行常规维护。

2. 操作规范

（1）评估及准备。①孕（产）妇：核对孕（产）妇个人信息，评估病情、意识、心理状态及皮肤情况；向孕（产）妇及家属解释心电监护的目的、配合要点与注意事项；根据病情，协助孕（产）妇取正确、舒适的体位。②环境：清洁、安静，光线明亮，无电磁波干扰，室温不低于18 ℃，准备布帘／屏风，关好门窗。③操作者：着装整洁，戴好帽子、挂表，手消剂消毒双手。④用物：心电监护仪及导联线（包括各项目连接导联线、配套的血压袖带）、无菌纱布、75％酒精1瓶、生理盐水1瓶（100 ml/瓶）、无菌棉签若干、一次性电极片3～5张、手消剂、病历本、笔。

（2）开机。连接电源及各项目导联线，将电极片与导联线相连接，打开主机开关。

（3）监测。①心电图监测：充分暴露孕（产）妇安置电极片的部位，选定无破损、无异常的皮肤为粘贴电极片处，用生理盐水纱布擦拭皮肤上的汗渍和污垢，再用75％酒精棉签涂擦一遍。安放电极片（五导联：左臂电极在左锁骨中线锁骨下或左上肢连接躯干的部位，右臂电极在与左臂对称部位，左腿电极在左锁骨中线第6、7肋间或左髋部，右腿电极在与左腿电极对称部位，胸部电极在胸骨左缘第4肋间；三导联：选择左臂、右臂、左腿电极的放置部位，位置同五导联），调节波幅，显示波形和数据，选择 P、QRS、T 波显示清晰的导联，常用Ⅱ导联，心电监护波形走速为 25 mm/s。②呼吸监测：显示呼吸的波形和数据，呼吸监护波形走速为6.25 mm/s。③血氧饱和度监测（SpO$_2$）：选择指（趾）甲条件好的手指或脚趾，连接心率、血氧饱和度探头于孕（产）妇指（趾）端，使红外线光源对准指（趾）腹，指套松紧适宜。调整及显示波形和数据。④无创血压监测：一般选择右上肢（如有患肢，选择健肢）。距肘窝2～3 cm处缠好袖带，松紧以能容纳一指为宜，被测肢体的肱动脉与心脏位于同一水平。选择成人、儿童、新生儿的不同测压模式，设置手动测压或自动定时测压方式。

（4）参数调整。根据病情正确设置各报警值并打开报警系统。心率报警值设置为孕（产）妇基础心率的±20％；呼吸报警值下限为 8～10 次/分，上限为 35 次/分；血氧饱和度报警值为 90％；收缩压报警值下限为 90 mmHg，上限为 140 mmHg；舒张压报警值下限为60 mmHg，上限为 90 mmHg。

（5）观察。将显示屏调至主屏幕，如有异常及时报告医生。

（6）操作后处理。整理床单位，协助孕（产）妇取舒适体位，放好呼叫器。告知孕（产）妇不要自行移动或者摘除电极片；避免在监测仪附近使用手机，以免干扰监测波形；电极片周围皮肤如有痒痛感或其他不适及时告诉医护人员。清理用物，按要求初步处理用物。操作者手消剂消毒双手，在护理记录单上记录心电监护开始时间和孕（产）妇心率、血压、呼吸、血氧饱和度。

（7）停止监护。孕（产）妇病情稳定后，遵医嘱停止心电监护。事先做好孕（产）妇及家属解释工作，关闭监护仪，撤除导联线及电极片，生理盐水纱布清洁安放电极片局部皮肤，帮助患者取舒适卧位。按要求初步处理用物，对心电监护仪的导线进行清洁维护。手消剂消毒双手，在护理记录单上记录停止监护时间及孕（产）妇心率、血压、呼吸、血氧饱和度。

3. 职业素养要求

态度和蔼，关心孕（产）妇；操作熟练，各参数报警值设置正确；动作轻柔，注意隐私保护；语言亲切，与孕（产）妇沟通有效。

J-1-6 肌内注射（成人）

1. 技能要求

严格遵守无菌技术操作原则、药疗原则、注射原则，完成无菌盘的准备、药物抽吸、注射部位的选择和消毒以及肌内注射，做好注射过程中孕（产）妇的心理护理及用药指导。

2. 操作规范

（1）核对。核对医嘱、注射卡，确认医嘱有效。

（2）评估及准备。①孕（产）妇：核对孕（产）妇个人信息，评估病情、心理状况、用药史、过敏史、家族史、肢体活动度，解释肌内注射的目的、配合要点及注意事项；选择合适的注射部位，评估注射部位皮肤有无红肿、硬结、瘢痕、皮肤病等情况。②环境：明亮、清洁、安静，符合配药和注射要求，保护患者隐私（必要时用布帘／屏风遮挡）。③操作者：着装整洁，戴好口罩、帽子、挂表，按七步洗手法洗手或用手消剂消毒双手。④用物：手消剂、注射卡、药物、无菌纱布、砂轮、一次性注射器（根据需要选择合适型号）、弯盘、无菌棉签、皮肤消毒剂、启瓶器、无菌盘、笔、急救盒［必要时用，内备 0.1％盐酸肾上腺素 1 支（1 mg／支）、地塞米松 1 支（5 mg／支）、砂轮和 2.5 ml 注射器 1 个］。评估药物和用物，操作前湿式清洁治疗台和治疗车，将准备好的用物按照使用先后顺序放于治疗台上。

（3）备药。①核对注射卡、药物，砂轮和安瓿，消毒、划痕并去锯屑（若有蓝色标记的为易折安瓿，则不须划痕），用纱布包住折断。②按小安瓿抽药法抽吸药液，排净空气，再次查对无误后放入无菌盘内备用。③请他人核对并签名。④按要求初步处理用物。⑤消毒双手，取下口罩，记录。

（4）注射。①携用物至孕（产）妇床旁（注射室），再次核对姓名并解释。②根据病情协助孕（产）妇取合适体位（侧卧位：下腿弯曲，上腿伸直；坐位：注射侧脚尖点地；俯卧位：双腿脚尖相对，脚跟分开）。③消毒双手，戴好口罩。④正确选择注射部位：【臀大肌】用十字法或联线法定位（两者任选其一）。十字法：从臀裂顶点向左或右作一水平线，从髂嵴最高点作一垂线，将一侧臀部分成 4 个象限，取外上象限并避开内角为注射部位；联线法：取髂前上棘与尾骨连线的外上 1/3 处为注射部位。【股外侧肌】取大腿中段外侧，髋关节下 10 cm，膝关节上 10 cm，宽约 7.5 cm 的范围为注射部位。【上臂三角肌】取上臂外侧、肩峰下 2～3 横指处为注射部位。⑤常规消毒皮肤，直径不小于 5 cm，待干。⑥再次查对药物并排气（不浪费药液）。⑦左手绷紧皮肤，右手持针呈执笔式，中指固定针栓，垂直快速进针，针梗没入1/2～2/3（消瘦者酌减），回抽活塞无回血，右手固定针拴，左手缓慢注入药液，注意观察孕（产）妇反应，并与其交流，分散其注意力，减轻疼痛。⑧注射完毕，快速拔针，将针头置入锐器盒内，一次性注射器放入医用垃圾桶集中处理。⑨再次核对、记录。⑩消毒双手，取下口罩。

（5）注射后处理。①协助孕（产）妇取舒适体位，进行健康教育。②按要求初步处理用物。③巡视病房，与患者沟通，评估用药后的反应。

3. 职业素养要求

态度和蔼，沟通良好，孕（产）妇及家属满意；操作规范，动作轻柔，尽量做到无痛注射；严格执行查对制度，无菌观念强；对不适的判断和处理迅速、及时、正确。

J-1-7 氧气吸入疗法(氧气筒)

1. 技能要求

严格执行查对制度,能准确、迅速安装与拆卸氧气表;能根据孕(产)妇的具体情况正确实施给氧,并根据病情需要调节氧流量;正确连接与固定氧气导管;指导孕(产)妇及家属安全用氧;及时、正确停氧。

2. 操作规范

(1)核对。核对医嘱、用氧方法及给氧流量。

(2)评估及准备。①孕(产)妇:核对孕(产)妇个人信息,评估病情、治疗、心理状况、鼻腔情况,选择合适的给氧方式(单侧或双侧鼻导管给氧),解释吸氧的目的、配合方法及注意事项。②环境:应清洁、宽敞、明亮,无人吸烟;氧气筒放置位置应避免阳光直射,远离明火、暖气、易燃易爆物品。③操作者:着装整洁,戴好口罩、帽子,挂表,按七步洗手法洗手或用手消剂消毒双手。④用物:手消剂、输氧卡、氧气表、扳手、湿化瓶(瓶内盛 1/3～1/2 灭菌水,急性肺水肿患者用氧时湿化瓶中准备 20%～30%乙醇)、一次性双腔鼻导管(或一次性单腔鼻导管)、治疗碗(内盛通气管和纱布若干)、小药杯(内盛冷开水)、无菌棉签若干、笔、剪刀、手电筒、病历本。评估用物的性能、质量和有效期等,操作前半小时湿式清洁治疗车,将准备好的用物按照使用先后顺序放于治疗车上。

(3)装表。①携用物至孕(产)妇床旁,再次核对姓名并解释,取得同意。消毒双手,戴口罩。②打开总开关约 1/4 圈,放出少量氧气,迅速关好总开关。③连接氧气表于气门上,一手托住氧气表,另一手先初步旋紧,然后将表稍后倾,再用扳手旋紧,氧气表应与地面垂直。④用纱布持通气管接于氧气表上,将湿化瓶连接于氧气表上。⑤关流量开关,打开总开关,开流量开关,检查装置各衔接处有无漏气,氧气流出是否通畅,关上流量开关,备用。

(4)给氧。①帮助孕(产)妇取半坐卧位、坐位或者平卧位,头偏向一侧。②用湿棉签清洁鼻孔。③连接双腔(单腔)鼻导管于氧气表上,打开流量开关,确定氧气流出通畅后,调节给氧流量。④轻轻插入鼻腔。⑤观察孕(产)妇无呛咳等不适后固定。⑥评估孕(产)妇用氧后的反应,记录给氧的时间和流量,挂输氧卡。⑦整理床单位,消毒双手,取下口罩。⑧向孕(产)妇及家属交代用氧过程中的注意事项(远离明火及取暖装置;不可自行调节给氧流量或其他开关;有不适及时告知)。⑨按要求初步处理用物。

(5)观察。输氧过程中要经常巡视,听取孕(产)妇的主诉,检查氧疗装置有无漏气,管道连接是否紧密,呼吸是否通畅,密切观察氧疗效果。

(6)停氧。①核对停氧医嘱。②将停氧用物,携带至床旁,核对孕(产)妇个人信息并解释,消毒双手,戴口罩。③用纱布包住鼻导管拔出,关总开关,分离鼻导管,置于医疗垃圾筒内,无余氧时关流量开关。④记录停氧时间。⑤安置孕(产)妇,帮其取舒适体位并清洁鼻腔,必要时帮助漱口或洗脸。⑥消毒双手,取下口罩。⑦健康教育。

(7)卸表。①取下湿化瓶、通气管。②一手托氧气表,另一手先用扳手旋松氧气表的螺帽,再用手旋开,将氧气表卸下,妥善放置。③按要求初步处理用物。

3. 职业素养要求

态度和蔼,语言亲切,沟通良好,孕(产)妇及家属满意;操作规范,动作敏捷,用氧安全;及时巡视,对不适的判断和处理迅速、及时、正确。

J-1-8 生命体征测量(成人)

1. 技能要求

严格执行查对制度,能告知孕(产)妇测量生命体征的目的、方法及注意事项;根据具体情况选择合适的测量方法;正确记录测量结果,并根据测量结果正确判断病情,进行个性化的健康指导。

2. 操作规范

(1)核对。核对孕(产)妇个人信息。

(2)评估及准备。①孕(产)妇:评估病情、治疗、心理情况、皮肤粘膜状况,有无影响生命体征测量结果的因素(如测量前有情绪激动、运动、进食、洗澡、灌肠、冷疗热疗等,应休息30分钟后再测),选择合适的测量方式,解释生命体征测量的目的、配合方法和注意事项。②环境:室温适宜、光线充足、安静。③操作者:着装整洁、戴好口罩、帽子、挂表,按七步洗手法洗手或用手消剂消毒双手。④用物:已消毒的体温计、盛有消毒液的容器、血压计、听诊器、弯盘、一次性袖带垫巾、卫生纸、棉花、手消剂、病历本、笔。评估用物的性能,将准备好的用物按照使用先后顺序放于治疗车上。

(3)测量体温。①携用物至孕(产)妇床旁,再次核对姓名并解释。②消毒双手,戴好口罩。③根据病情协助孕(产)妇取合适体位。④根据孕(产)妇病情选择体温测量方法,并指导测量:a. 口温:将口表水银端斜放于舌下热窝,嘱其紧闭口唇勿用牙咬,3分钟后取出擦干,看明度数并记录;b. 腋温:协助孕(产)妇解开衣扣,擦干腋下汗液,将体温计水银端放于腋窝深处,紧贴皮肤,嘱屈臂过胸夹紧,10分钟后取出擦净,看明度数并记录。⑤用卫生纸擦净体温计,置于消毒液容器内进行初步消毒。

(4)测量脉搏。①指导孕(产)妇放松,手臂置于舒适位置,腕部伸直,掌心朝上,操作者将示指、中指、无名指的指端按在桡动脉表面,压力大小适中,一般孕(产)妇脉搏计数30秒,再乘以2,脉搏记录方式为:＊＊次/分。②异常脉搏测1分钟;脉搏细弱触不清者,用听诊器听心率1分钟;脉搏短绌者由两人同时分别计数心率和脉率1分钟。脉搏短绌值记录为:心率/脉率次/分。

(5)测量呼吸。①操作者保持诊脉手势,观察孕(产)妇胸腹部的起伏,一起一伏为1次呼吸,一般孕(产)妇呼吸计数30秒,再乘以2。②呼吸异常的孕(产)妇计数1分钟;气息微弱不易观察者取少许棉花置于孕(产)妇鼻孔前,观察棉花吹动情况,计数1分钟。呼吸记录方式为:＊＊次/分。

(6)测量血压。①帮助孕(产)妇取坐位或仰卧位,露出手臂至肩部,伸直肘部,手掌向上,放平血压计,使血压计水银柱的零刻度和肱动脉、心脏处于同一水平面上,用一次性袖带垫巾缠于肘窝上2~3 cm,在垫巾上缠绕好袖带,松紧以能放入一指为度,打开水银槽开关。②将听诊器胸件放于肱动脉搏动处,轻轻加压固定,关闭气门,打气至肱动脉搏动音消失,汞柱再上升2.6~4.0 kPa(20~30 mmHg)。③以每秒0.5 kPa(3~4 mmHg)的速度缓慢放出袖带中空气,使汞柱渐渐下降。④当听到第一个动脉搏动声时的血压值为收缩压;继续缓慢放气,至动脉搏动音消失或变声时水银柱凸面高度的刻度值为舒张压。继续放气至零水平。⑤松开袖带,排尽袖带内余气,关闭气门整理袖带放入盒内,将血压计向右倾斜45°,使水银流回槽内,关闭汞槽开关,盖上盒盖。⑥血压值记录为:收缩压/舒张压 kPa(mmHg)。

(7)测量后处理。①将一次性袖带垫巾放入医用垃圾桶,帮助孕(产)妇整理衣袖和床单位,取舒适体位。②告知测量结果并进行健康教育。③按要求初步处理用物。④消毒双手,取下口罩。

3. 职业素养要求

动作规范,操作熟练;态度和蔼,语言亲切,沟通有效;结果判断准确,解释合理。

J-1-9 无菌技术操作

1. 技能要求

操作过程中能遵守无菌技术操作原则,区分无菌区、清洁区和污染区;正确使用无菌持物钳、无菌容器、无菌包,完成铺无菌盘、取无菌物品、取用无菌溶液等任务。

2. 操作规范

(1)评估及准备。①环境:清洁、干燥、宽敞、明亮。操作前30分钟通风,停止清扫地面,减少人员走动;湿式清洁治疗台、治疗盘和治疗车等;治疗室每日用紫外线照射消毒一次。②操作者:着装整洁,戴好口罩、帽子、挂表,修剪指甲,按七步洗手法洗手或用手消剂消毒双手。③用物:无菌持物钳及筒、无菌敷料缸(内备纱布若干)、无菌巾包、无菌治疗碗包、无菌有盖方盘(内盛血管钳和镊子各1把)、弯盘、纸和笔、清洁治疗盘2个、无菌溶液及启瓶器、无菌棉签、消毒液、手消剂。评估无菌物品名称、灭菌日期、灭菌效果及物品质量,将准备好的用物按照使用先后顺序放于治疗车上。

(2)单巾铺盘。①取合适的治疗盘。②解开系带绕好,逐层打开无菌巾包,用无菌持物钳取出一块无菌巾,余物按原折痕包好。③将无菌巾打开,双层平铺于治疗盘上,保持内面无菌。④双手捏住无菌巾上层外面两角,扇形折叠于一侧,开口边向外,无菌面向上。⑤将无菌治疗碗包托在手上,解开系带绕好,向外打开包布一角,另一手依次打开其他三角,抓住包布四角包住一手,露出无菌治疗碗并稳妥地放入无菌盘内(无菌包布不能接触治疗盘内的无菌巾),将包布折好放于治疗车的下层。⑥取出无菌溶液,核对瓶签上的名称、剂量、浓度和有效期,检查瓶盖有无松动,瓶身有无裂缝,以及溶液的澄清度,确定溶液无变色、混浊及沉淀等。用启瓶器撬开铝盖,常规消毒瓶塞边缘与瓶口接缝处。取无菌纱布遮盖瓶塞与瓶口,一手持无菌纱布打开橡胶塞,一手持溶液瓶,瓶签朝掌心,先倒出少量溶液冲洗瓶口,再由原处倒出适量溶液至无菌治疗碗中,倒溶液后立即盖好瓶塞,取下纱布。⑦根据需要用无菌持物钳夹其他物品放于无菌盘内(血管钳/镊子1把和纱布/敷料1块)。⑧上下层边缘对齐并将开口处向上折2次,两侧边缘向下折1次,露出治疗盘边缘。⑨按原折痕将无菌巾包包好,记录开包日期和时间、铺无菌盘日期和时间并签名。⑩在无菌溶液瓶签上注明开瓶日期、时间并签名。

(3)双巾铺盘。①取治疗盘放于合适的位置。②查对无菌巾包,解开系带绕好,逐层打开无菌巾包,用无菌持物钳夹取无菌巾一块,余物按原折痕折好。③打开无菌巾,由对侧向近侧平铺于治疗盘上,无菌面向上(无菌巾遮盖住治疗盘边缘)。④将无菌治疗碗包托在手上,解开系带绕好,向外打开包布一角,另一手依次打开其他三角,抓住包布四角包住一手,露出无菌治疗碗并稳妥地放入无菌盘内(无菌包布不能接触治疗盘内的无菌巾),将包布折好放于治疗车的下层。⑤取出无菌溶液,核对瓶签上的名称、剂量、浓度和有效期,检查瓶盖有无松动,瓶身有无裂缝,以及溶液的澄清度,确定溶液无变色、混浊及沉淀等。用启瓶器撬开铝盖,常规消毒瓶塞边缘与瓶口接缝处。取一块无菌纱布遮盖瓶塞与瓶口,一手持无菌纱布打开橡胶塞,一手持溶液瓶,瓶签朝掌心,先倒出少量溶液冲洗瓶口,再由原处倒适量溶液至无菌治疗碗中,倒溶液后立即盖好瓶塞,取下纱布。⑥根据需要用无菌持物钳夹其他物品放于无菌盘内(血管钳/镊子1把和纱布/敷料1块)。⑦打开无菌巾包,用无菌持物钳夹一块无菌巾打开,由近侧向对侧铺于无菌盘上,边缘对合整齐,四边向上反折一次;将包布放于治疗车下层。⑧记录铺盘日期、时间并签名。⑨在无菌溶液瓶签上注明开瓶日期、时间并签名。⑩按要求初步处理用物。消毒双手,取下口罩。

3. 职业素养要求

无菌观念强,无菌区域清楚;动作熟练,操作规范,流程娴熟;态度严谨,慎独精神强;突发事件处理合适。

J-1-10 成人徒手心肺复苏

1. 技能要求

迅速、准确对患者情况进行初步评估,按照成人心肺复苏的步骤正确进行操作,准确评估复苏效果,做好复苏后处理。

2. 操作规范

(1)评估及准备。①患者:意识判断,检查呼吸,判断颈动脉是否有搏动,时间不超过10秒钟。如患者无意识、无呼吸、无颈动脉搏动,立即呼救。②环境:评估周围环境安全。③操作者:着装整洁,戴好口罩、帽子。④用物:无菌纱布或者手帕。

(2)患者体位准备。①确认患者睡于硬板床或地板上,取仰卧位。②解开衣扣,松解腰带(患者体位准备要求在5秒钟内完成)。

(3)胸外心脏按压。①方法:操作者站在患者身体右侧。两手掌根部重叠置于胸骨中下1/3交界处,手指抬起不触及胸壁;肘关节伸直,借助身体重力垂直向下按压,使胸骨下陷至少5 cm后立刻放松,按压和放松时间一致,放松时手掌不离开按压部位。按压频率不少于100次/分钟。②连续胸外心脏按压30次。

(4)保持呼吸道通畅。①根据患者情况采取合适的开放气道的方法:a. 仰面举颏法(首选此法):操作者以一手的小鱼际肌(手掌外侧缘)置于患者的前额,另一手示指、中指置于下颏,将下颏骨上提,使下颏角与耳垂的连线和地面垂直。b. 托下颌法:双肘置于患者头部两侧,将双手示指、中指、无名指放在患者下颌角后方,向前抬起下颌,双拇指推开患者口唇,用手掌根部及腕部使头后仰。此法适用于颈部损伤患者。②检查呼吸道,用纱布或者手帕等物品清除口腔分泌物、异物等。

（5）人工呼吸。①方法：操作者一手将患者的下颌向上抬起，另一手以拇指和示指捏紧患者的鼻孔；深吸一口气，屏气，双唇包绕患者口部，形成封闭腔，把患者口唇完全包住，深而快地向患者口内吹气，每次应持续 1 秒钟以上，直至患者胸廓向上抬起；每次吹气量为 700～1 000 ml。然后使患者的口张开，并松开捏鼻的手指，观察胸部恢复状况。②连续人工呼吸 2 次，在 10 秒内完成。

（6）连续操作。以胸外心脏按压：人工呼吸＝30：2 的比例进行，连续操作 5 个周期。

（7）判断复苏是否有效。评估患者是否有呼吸音、颈动脉是否有搏动，并报告评估情况，在 10 秒钟内完成。

（8）复苏后处理。整理患者，口述进一步生命支持。清理用物，医用垃圾分类处理。

3. 职业素养要求

操作规范，动作熟练、敏捷，急救意识强；按压力度合适，不损伤其他脏器；态度严谨，突发事件处理合适。操作结束后向患者家属告知急救结果以及下一步处理意见。

模块二：专业核心技能

本模块中的技能点均为助产专业学生必须掌握的核心技能，包括孕期、产时、产后三个阶段为孕（产）妇和新生儿提供健康保健的主要技能。该模块技能点的总体要求包括：根据案例中的情境，对孕（产）妇或新生儿进行正确评估，并向孕（产）妇本人或家属说明操作的目的和配合方法；准备合适的操作环境和用物，提供个性化的保健护理措施；操作规范，动作轻柔，在操作过程中注意保护隐私；操作结束后初步分类处理好用物。

J-2-1 骨盆外测量

1. 技能要求

能进行有效的沟通，取得孕（产）妇的配合；备齐用物，为孕（产）妇进行骨盆外测量并初步判断骨产道是否正常。

2. 操作规范

（1）评估及准备。①孕（产）妇：核对孕（产）妇个人信息（姓名、年龄、孕周），了解孕（产）妇全身情况、妊娠经过、心理状态、合作程度，解释骨盆外测量的目的和配合方法，检查前嘱孕（产）妇排空膀胱。②环境：明亮、清洁、安静，保护孕（产）妇隐私（用布帘／屏风遮挡）。③操作者：着装整洁，戴好帽子，修剪指甲，按七步洗手法洗手或用手消剂消毒双手。④用物：骨盆测量器、一次性中单、手消剂、孕产妇保健手册、笔。

（2）测量髂棘间径。①拉上布帘或用屏风遮挡，垫一次性中单于检查床上。②协助孕（产）妇脱一侧外裤裤腿，仰卧于检查床上，双腿伸直，双手平放于身体两侧。③触清两侧髂前上棘，检查者两手分别持骨盆测量器两末端，置于两侧髂前上棘的外侧缘，测量两侧髂前上棘外侧缘间的距离。④读取测量数据并判断是否正常，正常值为 23～26 cm。

（3）测量髂嵴间径。①孕（产）妇继续保持伸腿仰卧位。②触清两侧髂嵴，检查者两手分别持骨盆测量器两末端，沿两侧髂嵴外侧循行，测量两侧髂嵴外缘间的最宽距离。③读取测量数据并判断是否正常，正常值为 25～28 cm。

（4）测量骶耻外径。①协助孕（产）妇取左侧卧位，左腿屈曲，右腿伸直。②检查者两手分别持骨盆测量器两末端,左手端置于第 5 腰椎棘突下(相当于米氏菱形窝的上角,或髂嵴后联线与脊柱中线交点下 1.5 cm 处),右手端置于耻骨联合上缘中点。③读取测量数据并判断是否正常,正常值为 18~20 cm。

(5)测量坐骨结节间径。①协助孕(产)妇取仰卧位,两腿向腹部弯曲,双手抱膝。②测量时检查者面向孕(产)妇外阴部,触到双侧坐骨结节,检查者两手分别持骨盆测量器两末端,置于两侧坐骨结节内侧缘,测量两侧坐骨结节内侧缘间的距离。③读取测量数据并判断是否正常,正常值为 8.5~9.5 cm(也可用检查者手拳估测,将一手握拳横置于两坐骨结节间,能容纳成人一横拳为正常)。

(6)测量耻骨弓角度。①协助孕(产)妇取仰卧位,两腿屈曲并充分展开。②检查者两手拇指指尖斜着对拢放置在耻骨联合下缘,左右两拇指平放在耻骨降支上。③目测两拇指间的角度并判断是否正常,正常值为 90°。

(7)检查后处理。①协助孕(产)妇穿好衣裤,帮助其缓慢坐起,询问有无不适。②按要求初步处理用物。③手消剂消毒双手,告知孕(产)妇检查结果并记录在孕产妇保健手册上。④进行孕期健康教育,预约下次检查时间。

3. 职业素养要求

操作规范,手法正确,动作熟练;态度和蔼,语言亲切,注意隐私保护;沟通有效,双方配合默契;健康教育内容、方式合适,效果良好。

J-2-2 四步触诊

1. 技能要求

能取得孕(产)妇的配合;为孕(产)妇正确实施四步触诊,并根据检查结果判断胎儿大小与孕周是否相符、确定胎位及先露入盆情况,做好检查过程中孕(产)妇的心理护理。

2. 操作规范

(1)评估及准备。①孕(产)妇:核对孕(产)妇个人信息(姓名、年龄、孕周),了解孕(产)妇全身情况、妊娠经过、心理状态、合作程度;解释四步触诊的目的与配合方法;检查前嘱孕(产)妇排空膀胱。②环境:明亮、清洁、安静,保护孕(产)妇隐私(用布帘／屏风遮挡)。③操作者:着装整洁,戴好帽子,修剪指甲,按七步洗手法洗手或用手消剂消毒双手。④用物:软尺、孕产妇保健手册、笔、手消剂。

(2)测量宫高和腹围。①拉好布帘或用屏风遮挡,协助孕(产)妇仰卧于检查床上,头部稍垫高,暴露腹部,双腿略屈曲稍分开,腹肌放松。②检查者站在孕(产)妇右侧,右手持软尺零端置于耻骨联合上缘中点,左手找到宫底部,拉紧软尺并读数。③将软尺经脐绕腹部一周,测量腹围并读数。④判断宫底高度、腹围与孕周是否相符。

(3)第一步手法。检查者面向孕(产)妇头端,两手置于宫底部,两手指腹相对交替轻推,判断在宫底部的胎儿部分。若为胎头则硬而圆且有浮球感,若为胎臀则柔软而宽且形态不规则。

(4)第二步手法。检查者面向孕(产)妇头端,两手掌分别置于腹部左右两侧,一手固定,另一手轻轻深按进行检查,两手交替,分辨胎背与胎儿肢体的位置。触到平坦饱满部分为胎背,触到可变形的高低不平部分为胎儿肢体。

(5)第三步手法。检查者面向孕(产)妇头端,右手拇指与其余四指分开,置于耻骨联合上方,握住胎先露部,进一步确认胎先露部位,左右推动以确定是否衔接。若胎先露部仍可摇动,表示尚未衔接;若胎先露部不能被推动,表示已衔接。

(6)第四步手法。检查者面向孕(产)妇足端,两手分别置于胎先露部的两侧,沿骨盆入口向下深按,再次核实胎先露的诊断是否正确,并确定胎先露入盆程度。

(7)检查后处理。①协助孕(产)妇穿好衣裤并缓慢坐起,询问孕(产)妇有无不适。②整理用物。③手消剂消毒双手。④告知孕(产)妇检查结果并记录在孕产妇保健手册上,进行孕期健康教育,预约下次检查时间。

3. 职业素养要求

操作规范,动作熟练;态度和蔼,关心体贴,注意隐私保护;语言亲切,沟通有效,双方配合良好,健康教育正确。

J-2-3 产程图绘制

1. 技能要求

能根据产妇的产程进展情况,准确、规范、及时完成产程图的绘制与产程处理记录的填写,并判断产程进展是否正常。

2. 操作规范

(1)评估及准备。①环境:明亮、清洁、安静。②操作者:着装整洁。③用物:病历夹、产程图记录纸、蓝色水笔、红色水笔、直尺。

(2)绘制宫口扩张曲线。以规律宫缩出现的时间为起点,计算每次检查时的产程进展时间,并以此为横坐标数值,检查所及宫口扩张程度为左侧纵坐标数值。在产程图中以红色水笔画"●",前后两次"●"标志点之间用红色直线连接。

(3)绘制警戒线。宫口开大至 3 cm 后,以宫口扩张 3 cm 处为标志点,并取与之相距 4 小时后宫口开大 10 cm 处为另一标志点,用蓝色水笔在两标志点之间划一斜形直线。

(4)绘制处理线。用蓝色水笔在警戒线后 4 小时处划一平行直线为处理线。

(5)绘制先露下降曲线。以规律宫缩出现的时间为起点,计算每次检查时的产程进展时间,并以此为横坐标数值,检查所及的胎先露高低为右侧纵坐标数值。在产程图中用蓝色水笔画"●",前后两次"●"标志点之间用蓝色直线连接。

(6)填写附属表格。将检查时间、血压、胎心音、宫缩、羊水情况与处理按检查时间的先后顺序,填写到产程图下半部分的附属表格中,检查者签名。

(7)分析产程进展情况。根据绘制出的宫口扩张曲线、先露下降曲线、胎心音、宫缩、破膜时羊水性状等信息判断产妇产程进展是否正常。

3. 职业素养要求

记录客观真实,及时准确;字迹工整,页面整洁,无涂改;点圆线直,点线分明;红蓝笔使用正确。

J-2-4 会阴侧切缝合术

1. 技能要求

掌握会阴侧切的适应症并正确选择切开时机；能正确实施会阴侧斜切开术和缝合术；缝合术后正确检查会阴切口，肛查判断缝线有无穿透直肠；及时做好术后用物的初步处理。

2. 操作规范

(1)评估及准备。①产妇：核对产妇个人信息，评估产妇心理状态、配合程度、宫缩、胎心音、胎位、胎儿大小、产程进展情况及会阴体条件。与产妇及家属谈话告知会阴切开术的目的及方法，取得产妇及家属同意并签字。②环境：明亮、清洁、安静，室温 26～28 ℃，湿度 50%～60%。③操作者：戴口罩、帽子，着洗手衣。④用物：灭菌会阴切开包 1 个(内含会阴侧切剪 1 把、线剪 1 把、持针器 1 把、有齿镊 1 把、无齿镊 1 把、血管钳 4 把、三角针 1 枚、圆针 1 枚、弯盘 2 个、小药杯 2 个、纱布若干、棉球若干、带尾线纱布卷 1 个)、一次性无菌手术衣 2 件、无菌手套 2 双、消毒剂、2-0 可吸收线 1 根、3-0 丝线 1 卷、病历本、笔。

(2)操作前准备。①操作者行外科洗手(备注：实际操作中外科洗手不进行操作，只需操作者口述完成该项操作)。②产妇外阴消毒并铺无菌巾(备注：实际操作过程中产妇已完成"外阴消毒并铺无菌巾"，操作者只需口述产妇已完成该项操作)。③请巡回助产士将一次性无菌手术衣及无菌手套撕开外包装后依次递给操作者，操作者穿无菌手术衣、戴无菌手套。④请巡回助产士在治疗车上打开会阴切开包外包布，接产者将治疗车推至产床尾端，打开内包布，查看灭菌指示卡是否达到灭菌效果，清点器械、敷料，按使用顺序摆放。

(3)麻醉。口述麻醉方式：阴部神经阻滞麻醉。

(4)选择切开时机。会阴部明显膨隆、宫缩时胎头露出外阴开口 3～4 cm 时或胎头着冠时切开会阴，切开时间应在预计胎儿娩出前 5～10 分钟，不宜过早。

(5)消毒。以切口为中心，用消毒溶液棉球自阴道口向外消毒会阴切开处皮肤，消毒范围距切口 5 cm 以上。

(6)会阴左侧斜切开。①撑开阴道壁：在宫缩间歇期操作者左手中指、示指伸入阴道内，置于胎先露与阴道壁之间，两指略分开，撑起左侧阴道壁。②放置会阴侧切剪：操作者右手持会阴侧切剪，张开两叶，一叶置于阴道内左手中、示指之间，另一叶置于阴道外，使侧切剪切缘与会阴后联合中线向旁侧呈 45°(会阴高度膨隆时应为 60°～70°)方向放置。③剪开会阴：在宫缩将结束时一次全层剪开会阴，一般剪开 4～5 cm(备注：实际操作中使用的是会阴已经剪开的模型，操作者只需口述剪开会阴的方法)。④会阴切开后立即用纱布压迫止血。

(7)胎儿及胎盘娩出。操作者口述：胎儿及胎盘顺利娩出，检查胎盘、胎膜完整。

(8)缝合前检查。检查会阴切口有无延伸，外阴、阴道、宫颈有无裂伤，并口述检查情况。

(9)缝合。①放置纱布卷：右手持带尾线纱布卷置于阴道顶端，防止宫腔血液外流影响缝合视野，注意暴露会阴切口顶端。②缝合阴道黏膜层：左手持血管钳或无齿镊，右手持持针器，用圆针、2-0 可吸收线自阴道黏膜切口顶端 0.5～1 cm 处开始，间断或连续缝合阴道黏膜及黏膜下组织，直达处女膜缘，切缘对齐，针距约 1.0～1.5 cm。③缝合肌层及皮下脂肪层：用同样方法缝合肌层及皮下脂肪层。④缝合皮肤层：用消毒溶液棉球消毒会阴切开处皮肤,用三角针、3—0 丝线间断缝合皮肤,针距约 1.0～1.5 cm,缝合皮肤时对齐皮肤切缘。

(10)缝合后检查。①取出阴道内纱布卷。②检查有无纱布遗留,切口顶端有无腔隙,观察切口有无渗血,切缘是否对合良好。③操作者示指伸入肛门检查缝线是否穿透直肠壁,如有穿透应拆开缝线重新缝合(备注:实际操作中口述检查情况即可)。

(11)操作后处理。①用消毒溶液棉球擦净会阴血迹。②核对清点用物(器械、敷料),按要求初步处理用物。③脱去污染的手术衣及手套。④洗手,记录会阴切开及缝合情况,记录皮肤缝针数。

3. 职业素养要求

操作规范,手法正确,动作熟练;遵守无菌技术操作原则,无菌观念强;态度和蔼,关心产妇,语言体贴,与产妇沟通有效。

J-2-5 自然分娩接产技术

1. 技能要求

能准确评估分娩条件;备齐用物;严格遵守无菌技术操作原则及接产操作规范,正确为产妇接产。

2. 操作规范

(1)评估及准备。①产妇:核对产妇个人信息(年龄、孕周、孕产史、临产时间);了解宫缩情况、胎方位、胎心音、破膜与否及破膜后羊水的性状、宫口开大情况、胎先露的位置、会阴条件;评估产妇能否正确使用腹压、心理状态、配合分娩程度;向产妇解释接产目的与配合方法。②环境:明亮、清洁、安静,室温 26～28 ℃,湿度 50％～60％。③操作者:助产士戴口罩、帽子,着洗手衣。④用物:一次性无菌手术衣 1 件、灭菌产包 1 个(包内用物有聚血器 1 个、弯盘 2 个、血管钳 3 把、会阴侧切剪 1 把、线剪 1 把、脐带剪 1 把、小药杯 1 个、无菌小巾 2 块、带尾线纱布卷 1 个、洗耳球 1 个、纱布若干、棉球若干、棉签若干)、一次性护脐圈 1 个、无菌手套 2 双、吸痰管 1 根、5％聚维酮碘溶液或 2.5％碘酊溶液、75％乙醇、病历本、笔。

(2)上台前准备。①确定胎位,协助产妇取舒适体位。②操作者行外科洗手(备注:实际操作中口述)。③产妇外阴消毒并铺无菌巾(备注:实际操作过程中产妇已完成"外阴消毒并铺无菌巾",操作者口述产妇已完成该项操作)。④请巡回助产士依次打开一次性无菌手术衣和无菌手套外包装,操作者取出手术衣穿好,并戴无菌手套。⑤再次向产妇解释配合分娩的方法,取得合作。

(3)整理产台物品。①请巡回助产士在治疗车上打开产包外包巾,接产者将治疗车推至产床尾端。②打开产包内包巾,查看灭菌指示卡是否达到灭菌效果,清点器械、敷料,按使用顺序摆放。用一把止血弯钳套好气门芯。

(4)保护会阴及协助胎儿娩出。①操作者口述保护会阴时机。当胎头拨露使阴唇后联合紧张时开始保护会阴。②接产者垫治疗小巾于会阴处(治疗巾勿完全盖住会阴部,露出会阴体约 1 cm),脚成弓箭步站立姿势,一手肘部支在产床上,拇指与其余四指分开,利用手掌大鱼际肌顶住会阴部,在宫缩时向内上方托起会阴,宫缩间歇期保护会阴的手放松但不能离开(当胎头着冠后,宫缩间歇期保护会阴的手不能再放松,以防会阴体撕裂);另一手轻轻下压胎头协助胎头俯屈,当胎头枕部在耻骨弓下露出时,协助胎头仰伸(此时若宫缩强,嘱产妇张口哈气以缓解腹压,指导产妇在宫缩间歇期稍向下屏气,借助腹压的力量使胎头缓慢娩出)。③胎头娩出后,一手继续保护会阴,另一手自鼻根部向下颏挤压出口鼻内的黏液和羊水。④协助胎头复位及外旋转。⑤下压胎儿颈部,使前肩自耻骨联合下方娩出,前肩娩出后,接产者向上托胎儿颈部,使后肩自会阴前缘缓慢娩出,双肩娩出后保护会阴的手方可离开,双手协助胎体及下肢以侧位娩出。

(5)清理新生儿呼吸道及 Apgar 评分。①胎儿娩出后立即将鼻腔和口腔中的羊水和黏液挤出,及时用洗耳球清除新生儿口腔和鼻腔中(先口后鼻)残余的羊水和黏液;当确认呼吸道通畅后,新生儿仍未啼哭时,可用手轻弹新生儿足底。②用无菌小巾擦干新生儿全身。③根据新生儿出生后的心率、呼吸、肌张力、喉反射、皮肤颜色 5 项体征进行 1 分钟、5 分钟 Apgar 评分,每项指标 0～2 分,满分为 10 分,8～10 分为正常新生儿。

(6)处理脐带。①垫聚血器于产妇臀部。②用两把血管钳在距脐根部 10～15 cm 处夹紧脐带,两钳间距 2～3 cm,于两钳之间剪断脐带。③用 75％乙醇消毒脐根部及周围。④在距脐根 0.5 cm 处用带气门芯血管钳夹闭脐带,距血管钳上 0.5～1 cm 处剪断脐带,套气门芯至脐根部后松开血管钳,用一块纱布挤净脐带断端处余血、擦干血液。脐带断面用 5％聚维酮碘溶液或 2.5％碘酊溶液消毒,待脐带断面干后以无菌纱布覆盖,再用护脐圈包扎(如用脐带夹断脐,无需覆盖和包扎断端)。

(7)确认、交接新生儿。①将新生儿抱至产妇确认并说出新生儿性别。②将新生儿交给巡回助产士(备注:新生儿台下处理不做)。

(8)协助胎盘娩出。①接产者口述胎盘完全剥离的征象(子宫再次收缩,子宫体变硬呈球形,胎盘剥离后降至子宫下段,宫体被推向上,宫底升高至脐上;阴道口外露的一段脐带自行延长;阴道少量流血;用手掌尺侧在产妇耻骨联合上方轻压子宫下段,宫体上升而外露的脐带不再回缩)。②当确认胎盘完全剥离后,于宫缩时以左手握住宫底(拇指置于子宫前壁,其余四指放于子宫后壁)并按压,同时右手轻拉脐带,当胎盘娩出至阴道口时,接产者双手捧住胎盘,向一个方向旋动并缓慢向外牵拉,协助胎盘、胎膜完整娩出。

(9)检查胎盘、胎膜。①暴露胎盘母体面,铺平并擦干母体面凝血块,检查母体面有无胎盘小叶缺损。②翻转胎盘暴露胎儿面,检查胎儿面边缘有无断裂的血管。③提起脐带检查胎膜破口是否能完全吻合,检查完后放于弯盘内。

(10)检查软产道。仔细检查会阴、小阴唇内侧、尿道口周围、阴道、阴道穹窿及宫颈有无裂伤,检查完毕后接产者口述软产道检查结果。

(11)处理与观察。①用消毒溶液棉球擦净会阴血迹。②核对清点用物(器械、敷料),胎盘装塑料袋交台下巡回助产士,按要求初步处理用物。脱去手术衣及手套。③口述帮产妇垫上会阴消毒垫,协助产妇取舒适体位,盖上被子保暖。④洗手,记录产妇分娩情况。⑤口述产妇留在产房观察 2 小时,注意观察阴道出血、血压及宫缩情况。

3. **职业素养要求**

操作规范,手法正确,动作熟练;操作过程中无菌观念强;态度和蔼,关心、体贴产妇,与产妇沟通有效。

J-2-6 母乳喂养指导技术

1. 技能要求

能宣传母乳喂养的优点；按照要求在选择哺乳体位、哺乳姿势、托乳方法、帮助新生儿含接、判断新生儿是否正确含接、喂养完成后帮助排空新生儿胃内空气等方面对产妇进行个性化指导。

2. 操作规范

(1)评估及准备。①产妇及新生儿：评估新生儿出生情况、意识状态、生命体征、口腔有无畸形；评估产妇对母乳喂养的认识与配合程度、乳房充盈度，有无乳头内陷，是否有不适合母乳喂养的疾病，如严重心脏病、精神病等或长期服用可能通过乳汁的药物。②环境：清洁、安静，光线明亮，室温 22～24 ℃。③操作者：着装整洁，戴好帽子、挂表，按七步洗手法洗手或用手消剂消毒双手。④用物：脸盆、温开水壶(内盛 39～41 ℃温开水)、小毛巾、手消剂、病历本、笔。

(2)产妇洗手。每次母乳喂养前应指导产妇使用肥皂水清洗双手。产妇第一次哺乳或产妇有大量出汗等特殊情况下需指导产妇用温开水湿润的小毛巾清洁乳头及乳晕。

(3)指导哺乳体位。根据产妇意愿、分娩情况和身体情况选择合适的哺乳体位，坐位横抱式(适宜于阴道分娩产妇)、坐位环抱式(适宜于剖宫产产妇)、侧卧位(阴道分娩和剖宫产产妇均适合)、坐位交叉式(适宜于早产儿和含乳头困难的新生儿)。

(4)指导哺乳姿势。①坐位横抱式：指导产妇坐在靠背椅上，背部紧靠椅背，两腿自然下垂放在地面上，哺乳侧脚可踩在踏板上，产妇抱新生儿贴近自己，将新生儿头枕在产妇一手的前臂上，手掌托住臀部，使新生儿的头与躯体成一直线，脸朝向母亲，鼻尖对乳头，下颌部紧贴乳房，胸部和腹部紧贴母亲。②侧卧位：产妇取侧卧位，新生儿与母亲面对面侧卧，身体贴近，将新生儿的上半身抬高与乳房成水平线，使新生儿的头与躯体成一直线，脸朝向母亲，鼻尖对乳头，下颌部紧贴乳房，胸部和腹部紧贴母亲。③坐位环抱式：产妇坐在靠近床边的椅背上，椅背与床缘形成一夹角，产妇靠床侧手环抱住新生儿，手掌托起新生儿头部，新生儿身下可稍垫高，以新生儿嘴刚含住母亲乳头为宜，新生儿的头与躯体成一直线，脸朝向母亲，鼻尖对乳头，下颌部紧贴乳房，胸部和腹部紧贴乳房。④坐位交叉式：指导产妇坐在靠背椅上，背部紧靠椅背，两腿自然下垂放在地面上，哺乳侧脚可踩在踏板上，产妇用手掌握住婴儿的头枕部，婴儿脸朝哺乳侧乳房，鼻尖正对乳头，下颌部紧贴乳房，胸部和腹部紧贴母亲(如母亲用右侧乳房哺乳时，用左手从下侧握住婴儿的头枕部，手腕放在宝宝两肩胛之间，大拇指和其余四指分别张开分别贴放在头部两侧的耳后)。

(5)指导正确托乳房。①指导产妇一手大拇指与其他 4 个手指分开呈"C"字型托起乳房。②用四指托住乳房的底部，大拇指轻压乳房的上部，以免堵住新生儿鼻孔而影响呼吸。

(6)指导帮助新生儿含接。指导产妇用乳头触碰刺激新生儿的嘴唇，待新生儿产生觅食反射张大嘴时，顺势将乳头和大部分乳晕送入新生儿口中。

(7)指导判断新生儿是否正确含接。①新生儿的嘴张大，下唇向外伸，下颌紧贴着乳房。

②新生儿的两面颊饱满。③看到新生儿慢而深的吸吮动作,听到吞咽的声音。如果乳汁特别多,应指导产妇托乳侧手食指和中指调整为剪刀式放在乳晕周围,控制出乳量,防止新生儿发生呛奶。

(8)哺乳后指导。①完全吸空一侧乳房后再吸另一侧,哺乳时间约 15～20 分钟。②下压新生儿下颏,退出乳头。③哺乳结束后将新生儿竖抱,头部紧靠母亲肩上,空心掌轻拍背部,排出胃内空气。

(9)操作后处理。①指导产妇将新生儿抱回婴儿床,取右侧卧位。②整理床单位,协助产妇取舒适卧位。③整理用物,按要求初步处理用物。④手消剂消毒双手,在护理记录单上记录指导母乳喂养情况。

3. 职业素养要求

态度和蔼,关心产妇及新生儿;操作熟练,方法正确,动作轻柔;与产妇沟通有效,指导效果良好。

J-2-7 新生儿复苏

1. 技能要求

准确快速评估新生儿的情况;按照新生儿复苏的程序和步骤正确进行复苏,并准确评估和报告复苏效果;做好复苏成功后的病情观察。

2. 操作规范

(1)评估及准备。①环境:清洁、安静,光线明亮,室温在 26～28 ℃,打开辐射暖台开关,并调节至适宜温度。②操作者:着装整洁,戴好口罩、帽子、挂表,按照七步洗手法洗手,戴无菌手套。③用物:吸痰管、无菌缸(内装洗耳球 1 个)、复苏气囊、面罩、听诊器、浴巾、肩垫、手消剂、无菌手套 2 双、75% 酒精纱布缸、新生儿包被、无菌持物钳及筒、病历本、笔。④新生儿:出生后 5 秒钟内快速评估 4 项指标:足月吗? 有呼吸或哭声吗? 肌张力好吗? 羊水清亮吗? 只要其中 1 个答案是"否",立即呼救并准备复苏。

(2)初步复苏。①保持体温:将新生儿置于预热好的辐射暖台上,使热源直接照射到新生儿身上,不要盖毯子或毛巾。②摆正体位:新生儿采取仰卧位,颈部轻度仰伸到鼻吸气位,使咽后壁、喉和气管成直线,肩部用肩垫垫高 2～3 cm。③清理气道:如羊水有胎粪污染时,评估新生儿有无活力。有活力的定义为:规则呼吸或哭声响亮、肌张力好、心率＞100 次/分。以上三项有一项不好者为无活力,应立即气管插管吸引胎粪。口述气管内吸引的步骤:插入喉镜,将气管导管插入气管内,连接胎粪吸引管与吸引器,边吸引边慢慢撤出,必要时重复吸引,直至胎粪吸引干净。吸引负压为 100 mmHg 左右,吸引时间不超过 5 秒。如羊水无胎粪污染,或羊水有胎粪污染但新生儿有活力,用新生儿吸痰管(12 F 或 14 F)或洗耳球吸净口鼻腔内的黏液和羊水(先口后鼻)。④擦干全身:用已预热的浴巾快速擦干新生儿身上的大部分水分,移开湿毛巾。⑤诱发自主呼吸:用手轻拍或手指轻弹新生儿的足底或摩擦背部 2 次。⑥重新摆正体位,评估呼吸和心率。用听诊器听心率 6 秒,数值乘以 10 作为每分钟心率。如刺激后新生儿没有呼吸或喘息样呼吸,心率＜100 次/分,应立即给予正压通气。

(3)正压人工通气。①指征:初步复苏后没有呼吸或喘息样呼吸,即使有呼吸但心率＜

100 次/分。②方法:操作者站在新生儿的侧面或头侧,将新生儿头部置于中线位置并轻度仰伸,选择大小合适的面罩,覆盖新生儿口、鼻和下颌的尖端,但不覆盖眼睛。用左手拇指和示指形成"C"形环绕下压面罩边缘,同时中指和无名指将下颌抬起以保持气道通畅。连接氧源,足月新生儿使用 21%氧浓度。通气频率为 40～60 次/分,操作者大声念出:"1－2－3－1－2－3……"通气开始时压力为 20～25 cmH₂O,以后维持在 20 cmH₂O。有效通气可见胸部起伏。③评估:正压通气 30 秒后如心率<60 次/分,应矫正通气。考虑原因可能有以下三点:新生儿气道阻塞、面罩与新生儿面部密闭不够和压力不足以使新生儿肺膨胀。应重新摆正新生儿体位,吸引口腔和鼻腔内的分泌物,重新放置面罩,在面罩边缘稍加压力,同时把下颌轻轻上抬,逐渐增加通气压力直到可见新生儿胸廓运动。30 秒后再次评估心率,如<60次/分,需立即在正压人工通气的同时进行胸外按压。

(4)胸外心脏按压。①指征:充分正压通气 30 秒后心率<60 次/分,在正压通气同时进行胸外按压。②口述行气管插管。③方法:操作者站在新生儿脚侧,靠近新生儿胸部,将双拇指并排或重叠置于新生儿两乳头连线中点与剑突之间,即胸骨体下 1/3 处,其余四指环绕躯干,双拇指第一关节应屈曲,垂直按压在胸骨上(拇指法),或用一手示指、中指指尖垂直按压胸骨,另一手支撑新生儿背部(双指法)。按压深度为胸廓前后径的 1/3,按压时间稍短于放松时间,放松时手指应不离开胸壁。助手继续行正压通气。胸外按压和正压通气的比例应为 3:1,即每 3 次胸外按压后正压通气 1 次。每分钟约 120 个动作:90 次胸外按压和 30次正压通气。操作时胸外按压者边按压边大声念出:"1－2－3－吸－1－2－3－吸……"正压通气者在"吸"时挤压气囊,在"1"时放松。④评估:45～60 秒后重新评估心率。

(5)复苏后处理。①经过上述复苏步骤若新生儿有自主呼吸、心率>100 次/分、面色红润,移开浴巾,将新生儿包裹好转入新生儿科进行复苏后处理。②整理用物,按要求初步处理用物,用 75%酒精纱布擦拭新生儿面罩。③脱手套,七步洗手法洗手,口述记录复苏过程。

3. 职业素养要求

操作熟练,动作敏捷,急救意识强,与助手配合默契;态度和蔼,关心新生儿;语言合适,沟通有效;应急情况处理得当。

J-2-8 新生儿沐浴(盆浴)

1. 技能要求

能准确评估新生儿全身情况,与新生儿家长进行有效沟通,正确为新生儿沐浴,并根据个体情况做好脐部、皮肤和臀部护理。

2. 操作规范

(1)评估及准备。①新生儿:核对新生儿基本信息是否与母亲相符并向其家长解释沐浴的目的、方法、时间(喂奶前、喂奶后 1 小时或两次喂奶之间进行)和注意事项。②环境:明亮、清洁、安静,室温调至 26～28 ℃;操作前半小时湿式清洁治疗车和操作台。③操作者:着装整洁,戴好帽子,取下手上的饰品,修剪指甲,按七步洗手法洗手或手消剂消毒双手。④用物:围裙、新生儿衣服、纸尿裤、包被、浴巾 2 条、大毛巾 1 条、小毛巾 1 条、洗发沐浴液、水温计 1 个、指甲剪、无菌棉签若干、75%酒精、新生儿爽身粉、手消剂、病历本、笔、皮肤消毒剂

（必要时用）、5％鞣酸软膏（必要时用）。将准备好的用物按照使用先后顺序放于治疗车上。

（2）沐浴前准备。①操作者系好围裙，调试水温至39～41 ℃，在盆底垫一条大毛巾。②将新生儿置于散包台上，解开包被，再次核对新生儿胸牌、手圈（床号、姓名、性别、日龄）。③在散包台上脱去新生儿衣服（保留纸尿裤），检查新生儿全身、四肢活动情况及皮肤有无红肿、糜烂、出血点等异常情况，然后用浴巾包裹新生儿全身。

（3）沐浴。①抱起新生儿，左手拇指与其余四指分开托住新生儿头枕部，左上臂夹住新生儿下半身，确保新生儿安全后将打湿的小毛巾挤干叠成方块状，用食指挑起小毛巾擦拭左眼（由内眦→外眦），更换小毛巾擦拭部位后，以同法清洗右眼；清水洗净小毛巾挤干后依次按顺序擦拭左侧额头→鼻翼→面部→下颏→外耳，更换小毛巾擦拭部位，以同样的方法清洗右侧面部。②左手拇指与中指分别将新生儿双耳廓折向前方，并轻轻按住，堵住外耳道口，将头移近盆边，用湿毛巾擦湿头发，右手取少许洗发液，揉搓头发，然后用清水冲净、擦干。③将新生儿抱回散包台，解开浴巾，取下纸尿裤，操作者左手握住新生儿左肩及腋窝处，使头颈部枕于操作者前臂，用右手握住新生儿左大腿，将新生儿轻放入水中。④松开右手，用小毛巾淋湿新生儿全身，按照颈下、前胸、腋下、腹、手、腿、脚、会阴的顺序取少许沐浴液擦拭后清水冲净。⑤换右手握住新生儿左肩及腋窝处，使新生儿头及下颏靠在操作者右前臂上，同样的方法清洗后颈、背部及臀部，洗毕将新生儿抱起放于浴巾中，迅速包裹拭干全身。

（4）沐浴后处理。①观察新生儿脐部情况，如脐带断端是否有出血、渗液等。脐部情况正常时用消毒棉签蘸75％酒精消毒脐带残端及脐周皮肤两次（如果脐窝和脐根部有粘连时应从脐根部呈螺旋动作擦拭）。如果脐部有渗出物，提起脐轮先用干棉签将脐部断端里面的残留水分擦拭干净，再用75％的酒精消毒两次。如果有感染遵医嘱选择相应的消毒剂处理。②在颈部、腋下和腹股沟等处扑上爽身粉（在扑颈部爽身粉时，用手遮挡口鼻，扑腹股沟时遮住会阴部）。③为新生儿兜好纸尿裤，穿好衣服，检查手圈字迹是否清楚，视情况修剪指甲，裹好包被。④脱去围裙，将新生儿抱回母亲处，告知新生儿沐浴过程中的情况，交代新生儿沐浴后注意事项。⑤整理用物，按要求初步处理用物。消毒双手并记录新生儿沐浴情况。

3. 职业素养要求

态度和蔼，语言亲切，沟通有效；操作规范，动作熟练；具有责任感和慎独精神，安全意识强；有敏锐的观察力，意外处理及时、有效。

J-2-9 新生儿抚触

1. 技能要求

能正确为新生儿进行抚触，手法正确，与新生儿进行良好的情感交流，采用合适的方式对家长进行健康指导。

2. 操作规范

（1）评估及准备。①新生儿：核对新生儿基本信息是否与母亲相符，并向家长解释抚触的意义、方法、时间（新生儿两次喂奶之间，处于清醒、安静状态时，最好在沐浴后、午睡醒后或晚上睡前）和注意事项。②环境：明亮、清洁、安静；室温调至26～28 ℃，湿度50％～60％；选择中速、轻柔而有节奏的背景音乐。③操作者：着装整洁，戴好帽子，取下手上的饰品，修剪指甲，按七步洗手法洗手或手消剂消毒双手,并保持心情舒畅,在抚触过程中用安慰性语言和亲切目光与新生儿进行交流。④用物:尿片、替换的衣物、浴巾、婴儿润肤油、手消剂、病历本、笔。评估用物的性能、质量和有效期等;将准备好的用物按照使用先后顺序放于抚触台上。

(2)抚触前准备。①将新生儿抱至散包台上,解开包被,核对新生儿胸牌、手圈(床号、姓名、性别、日龄)。②在散包台上脱去新生儿衣服,检查全身、四肢活动情况及皮肤有无红肿、破损。③新生儿沐浴后擦干全身(口述),将其放在浴巾上,暴露新生儿身体(注意保暖),开始进行抚触。

(3)头面部抚触。①额部:取适量婴儿润肤油倒入掌心,摩擦均匀,搓暖双手。用两手拇指指腹从前额中心开始,轻轻往外推压。②下颌部:用双手拇指指腹分别从下颌中央向外上方滑至耳前,使新生儿上下唇呈微笑状。③头部:左手置新生儿头右侧枕部,将头略抬离床面,右手四指并拢,用指腹从前额发际触向枕后,再滑至耳后,中指在耳后乳突部停留片刻,避开囟门。

(4)胸部抚触。双手放在新生儿两侧肋下缘,右手从新生儿胸部的左外下方(左侧肋下缘)向右侧上方交叉推进,至右侧肩部;换左手,方法同前。在新生儿胸部画一个大的交叉,避开乳头。

(5)腹部抚触。①两手依次从新生儿的右下腹→右上腹→左上腹→左下腹移动,呈顺时针方向画半圆,避开脐部。②用右手在新生儿左腹由上向下画一个英文字母I;自新生儿的右上腹→左上腹→左下腹画一个倒写L(LOVE);再由新生儿右下腹→右上腹→左上腹→左下腹画一个倒写U(YOU);做这个动作时,用关爱的语调向新生儿说"我爱你"(I LOVE YOU),与新生儿进行情感交流。

(6)上肢抚触。①一手托起新生儿一侧上肢,从上臂至手腕部,分段轻轻挤捏,然后双手夹住小手臂,上下搓滚。②用拇指指腹从新生儿手掌面向手指方向推进,再用拇、示指和中指轻轻提拉每个手指。③两手拇指置于新生儿掌心,两手交替用四指指腹由腕部向指头方向抚触手背。用相同的方法抚触对侧上肢。

(7)下肢抚触。①一手托起新生儿一侧下肢,从大腿至踝部,分段轻轻挤捏,然后双手夹住大腿,上下搓滚。②用拇指指腹从新生儿足跟向脚趾方向推进,再抚触每个脚趾。③两手拇指置于新生儿脚掌心,两手交替用四指指腹由踝部向脚趾方向抚触足背。用相同的方法抚触对侧下肢。

(8)背部抚触。①将新生儿调整为俯卧位,双手平行放在新生儿背部,沿脊柱两侧,用双手由内向外、自上而下抚触背部。②两手交替用四指指腹从颈部开始,沿脊柱滑至臀部。

(9)臀部抚触。两手示指、中指、无名指指腹在新生儿臀部做环行抚触。

(3)~(9)每个动作重复4~6次。

(10)抚触后处理。①为新生儿兜好尿布,穿好衣服。②将新生儿送回病房,向家属交代抚触后注意事项。③按要求初步处理用物。④洗手,记录新生儿抚触情况。

3. 职业素养要求

操作规范,手法正确;技能熟练,动作轻柔;关怀亲切,沟通有效。

三、专业技能抽查方式

根据《护士执业资格考试大纲》和助产士岗位胜任力的要求,在进行技能抽查考核时,规定每名考生必须考核专业核心技能和专业基本技能各1项。进行技能抽查时,在测试前一天,由被测学校派2名学生代表随机从专业核心技能和专业基础技能题库中各抽取1道试题,遵循"难易搭配"的原则,如学生从专业核心技能题库中抽到的试题的难易程度为"难",则由另1名学生随机在专业基本技能题库中抽取1道难易程度为"易"的试题;反之如学生在专业核心技能题库中抽到的试题难易程度为"易",则在专业基础技能题库中抽取1道难易程度为"难"的试题。

主考学校根据被测学生人数做好顺序签,技能测试当天,学生随机抽取测试顺序,根据序号进入相应候考区域候考;距离考试前10分钟,考生进入考试区域更衣和准备用物。

技能测试时,被测学生根据试题情境任务要求,按照操作规范,独立完成测试任务,并体现良好的职业素养。

四、参照标准与规范

(1)2009～2015年护士执业资格考试大纲。

(2)马美丽、丁鑫钰、赵真宗,《50项护理技术操作流程及评分标准》,北京:军事医学科学出版社,2013。

(3)卫生部,《母婴保健专项技术服务许可及人员资格管理办法》(卫妇发[1995]第7号,1995年8月7日)。

(4)劳动和社会保障部,《育婴师国家职业标准》,2003。

(5)《关于2013年高职院校学生专业技能抽查考试标准及题库开发项目申报工作的通知》(湘教办通[2012]207号)。

(6)李小寒、尚少梅,《基础护理学》(第5版),北京:人民卫生出版社,2012。

(7)谢幸、苟文丽,《妇产科学》(第8版),北京:人民卫生出版社,2013。

(8)李乐之、路潜,《外科护理学》(第5版),北京:人民卫生出版社,2012。

(9)尤黎明、吴瑛,《内科护理学》(第5版),北京:人民卫生出版社,2012。

(10)郑修霞,《妇科护理学》(第5版),北京:人民卫生出版社,2012。

(11)崔焱,《儿科护理学》(第5版),北京:人民卫生出版社,2012。

(12)秦东华,《护理礼仪与人际沟通》,北京:人民卫生出版社,2014。

第二部分 助产专业技能抽查题库

依据护士执业资格考试大纲和助产士岗位胜任力的基本要求遴选 19 个技能考核点，根据产前、产时和产后各阶段孕（产）妇可能面临的健康问题情境，基于医院产科近 3 年真实的病案资料，本题库设计了 19 个技能考核点，165 个情境任务，即 165 道试题（表 2-1），引导学生在帮助孕（产）妇/患者解决问题的过程中掌握专业技能，完成考核任务。

表 2-1 助产专业技能抽查题库一览表

技能模块	序号	技能名称	试题编号	技能编号	考核时量（分钟）	难易程度	题量（道）
专业基本技能模块	1	密闭式静脉输液	T-1-1～T-1-13	J-1-1	25	难	13
	2	药物过敏试验	T-2-1～T-2-11	J-1-2	25	难	11
	3	留置导尿术（女性）	T-3-1～T-3-5	J-1-3	20	难	5
	4	外科洗手、穿无菌手术衣及戴无菌手套	T-4-1～T-4-6	J-1-4	20	难	6
	5	心电监护仪的使用（成人）	T-5-1～T-5-8	J-1-5	15	易	8
	6	肌内注射（成人）	T-6-1～T-6-11	J-1-6	15	易	11
	7	氧气吸入疗法（氧气筒）	T-7-1～T-7-8	J-1-7	15	易	8
	8	生命体征测量（成人）	T-8-1～T-8-8	J-1-8	15	易	8
	9	无菌技术操作	T-9-1～T-9-5	J-1-9	11（单巾铺盘）/13（双巾铺盘）	难	5
	10	成人徒手心肺复苏	T-10-1～T-10-6	J-1-10	8	易	6
专业核心技能模块	11	骨盆外测量	T-11-1～T-11-8	J-2-1	12	易	8
	12	四步触诊	T-12-1～T-12-9	J-2-2	12	易	9
	13	产程图绘制	T-13-1～T-13-10	J-2-3	20	难	10
	14	会阴侧切缝合术	T-14-1～T-14-10	J-2-4	35	难	10
	15	自然分娩接产技术	T-15-1～T-15-10	J-2-5	38	难	10
	16	母乳喂养指导技术	T-16-1～T-16-11	J-2-6	20	难	11
	17	新生儿复苏	T-17-1～T-17-10	J-2-7	13	易	10
	18	新生儿沐浴（盆浴）	T-18-1～T-18-8	J-2-8	25	易	8
	19	新生儿抚触	T-19-1～T-19-8	J-2-9	20	易	8
合计							165

模块一：专业基本技能

考核技能点 1：密闭式静脉输液（技能编号：J-1-1）

1. 任务描述

(1)试题编号：T-1-1。

钱某，女，28 岁，孕 1 产 0。现停经 37 周，昨日开始感胎动较前减少，于今晨 8：00 再次来我院就诊。体格检查：T36.7 ℃，P72 次/分，R18 次/分，Bp120/80 mmHg。心肺听诊未发现异常。行胎心监护结果显示胎心率基线 165 次/分，无反应型。医生嘱产妇左侧卧位，予上氧、行生物物理评分检查的同时使用维生素 C 改善胎儿宫内情况。医嘱：5％葡萄糖注射液 500 ml＋维生素 C 2.0g，静脉滴注，立即！

情境任务：请你为王某静脉滴注该组液体。

(2)试题编号：T-1-2。

赵某，女，36 岁，孕 2 产 0。因停经 40 周，规律腹痛 2 小时，阴道流液半小时入院。入院诊断：孕 2 产 0，宫内妊娠 40 周，LOA，单活胎，临产。检查：宫高 34 cm，腹围 96 cm，头先露，未入盆。宫缩 30″/5～6′，胎心率 146 次/分，阴道检查：宫口开大 1 cm，S-2，胎膜已破，羊水清亮。评估产妇无头盆不称，予试产。产妇临产 8 小时后宫缩 30″/7～8′，胎心率 142 次/分，检查宫口开大 3 cm，S-1。胎儿监护仪显示宫缩时宫腔压力低，胎心基线在正常范围内波动。诊断：协调性宫缩乏力。医生决定予以加强宫缩。医嘱：5％葡萄糖注射液 500 ml＋缩宫素 2.5U，静脉滴注，8 滴/分开始，根据宫缩调整滴速。

情境任务：请你为赵某静脉滴注该组液体。

(3)试题编号：T-1-3。

孙某，女，28 岁，孕 2 产 0。现停经 38 周，因阴道流液 14 小时入院。体格检查：T36.3 ℃，P96 次/分，R22 次/分，Bp120/70 mmHg。心肺检查无异常，腹隆，宫高 33 cm，腹围 94 cm，可扪及规则宫缩，35″/5～6′，头先露，已入盆。胎心率 155 次/分，律齐。卫生垫上见清亮羊水。阴道检查：宫颈管已消，宫口开大 2 cm，头先露，S-2，胎膜已破，羊水清亮。产妇破膜时间超过 12 小时，需使用抗生素预防感染。青霉素皮试（一）。医嘱：生理盐水注射液 100 ml＋青霉素 480 万^u，静脉滴注，2 次/日。

情境任务：请你为孙某静脉滴注该组液体 1 次。

(4)试题编号：T-1-4。

谢某，女，28 岁，孕 2 产 1。产妇于孕 39 周时顺产一活男婴，产后 10 天出现发热、双乳胀痛。体查：T39 ℃，双乳表面发红，可扪及明显硬结，泌乳欠通畅。辅助检查：血常规示：白细胞 $18×10^9$/L，中性粒细胞占 90％。考虑急性乳腺炎，用头孢噻肟钠抗感染治疗。头孢噻肟钠皮试（一）。医嘱：生理盐水注射液 100 ml＋头孢噻肟钠 2.0g，静脉滴注，2 次/日。

情境任务：请你为谢某静脉滴注该组液体 1 次。

(5)试题编号：T-1-5。

庄某，女，26 岁，初产妇。现停经 39 周，于 2013 年 6 月 4 日 4：00 开始出现下腹痛，5：00

左右入院。体查:T36.6 ℃,P82 次/分,R18 次/分,Bp100/60 mmHg。心肺听诊未发现异常。产科检查:腹隆,宫高 35 cm,腹围 100 cm,头先露,已入盆,可扪及规律宫缩,20″/6′。胎心率 130 次/分,律齐。阴道检查:宫颈管已消,宫口开大 1 cm,先露 S-2,胎膜未破。坐骨棘不突,尾骨不翘。评估产妇无头盆不称,予试产。入院 10 小时后检查,宫缩 30″/5～6′,强度弱,胎心率 140 次/分。阴道检查:宫口开大 2 cm,先露 S-1,胎膜未破。诊断:协调性宫缩乏力,需加强宫缩。医嘱:5%葡萄糖注射液 500 ml+缩宫素 2.5U,静脉滴注,8 滴/分开始,根据宫缩调整滴速,立即!

情境任务:请你为庄某静脉滴注该组液体。

(6)试题编号:T-1-6。

周某,女,34 岁,孕 1 产 0。现停经 33 周,今日来院行常规产前检查。自述头晕、头痛 2 天,无腹痛,胎动正常。2 周前检查血压 145/90 mmHg,医生嘱其注意休息,密切监测血压。体格检查:Bp160/100 mmHg,宫高 32 cm,腹围 90 cm,未扪及宫缩,头先露,未入盆。胎心率 142 次/分,律齐。尿常规示尿蛋白(+++)。立即收住院治疗。入院诊断:重度子痫前期。产妇无硫酸镁使用禁忌,予硫酸镁解痉治疗。医嘱:5%葡萄糖液 500 ml+25%硫酸镁 60 ml,静脉滴注,30 滴/分,立即!

情境任务:请你为周某静脉滴注该组液体。

(7)试题编号:T-1-7。

毛某,女,25 岁,孕 1 产 0。现停经 39 周,因规律下腹胀痛入院待产。孕妇要求经阴道分娩。两天后孕妇分娩,产程进展顺利,产时出血约 200 ml。分娩后 1 小时产妇阴道流血明显增多,估计出血量 300 ml。检查宫底脐上一指,质较软,轮廓尚清。诊断:产后出血:子宫收缩乏力。医嘱:5%葡萄糖注射液 500 ml+缩宫素 20ᵁ,静脉滴注,立即!

情境任务:请你为毛某静脉滴注该组液体。

(8)试题编号:T-1-8。

肖某,女,26 岁,孕 1 产 0。现停经 39 周,于今日因"相对头盆不称:巨大儿"行子宫下段剖宫产术。术后需使用抗生素预防感染。五水头孢唑啉钠皮试(一)。医嘱:生理盐水注射液 100 ml+五水头孢唑啉钠 2.0g,静脉滴注,2 次/日。

情境任务:请你为肖某静脉滴注该组液体 1 次。

(9)试题编号:T-1-9。

魏某,女,30 岁,孕 3 产 0。现妊娠 32 周,昨日感胎动明显减少,今日 9:00 来医院行产前检查,行胎心监护显示:胎心在 170 次/分左右波动,胎动后胎心率无明显加速。疑胎儿窘迫立即收住院。医生嘱产妇左侧卧位,予上氧、行生物物理评分检查的同时使用地塞米松促胎肺成熟、维生素 C 改善胎儿宫内情况。医嘱:5%葡萄糖注射液 500 ml+维生素 C 2.0 g,静脉滴注,立即!

情境任务:请你为魏某静脉滴注该组液体。

(10)试题编号:T-1-10。

阳某,女,23 岁,孕 1 产 0。现妊娠 39 周,入院待产,产程进展顺利,8 小时后经阴道分娩一活男婴,重 4 300 g。为预防产后出血,胎儿娩出后立即予缩宫素静滴促进子宫收缩。医嘱:5%葡萄糖注射液 500 ml+缩宫素 20U,静脉滴注,立即!

情境任务:请你为阳某静脉滴注该组液体。

(11)试题编号:T-1-11。

黄某,女,24 岁,孕 1 产 1。一周前于停经 39 周时顺利分娩一活男婴。产妇现发热,体温 39 ℃,伴下腹胀痛,恶露有臭味。辅助检查:血常规示:白细胞 17.64×10⁹/L,中性粒细胞 86.6%。诊断:产褥感染。需使用广谱抗生素抗感染治疗。头孢哌酮皮试(一)。医嘱:生理盐水注射液 100 ml+头孢哌酮 2.0 g,静脉滴注,2 次/日。

情境任务:请你为黄某静脉滴注该组液体 1 次。

(12)试题编号:T-1-12。

邓某,女,23 岁,已婚,孕 1 产 0。因停经 42 周,入院待产。入院后行催产素静滴引产,半小时后出现规律宫缩,持续 30 秒,间隔 3～4 分钟。产程进展顺利,5 小时后顺利娩出一活女婴。胎儿娩出后 4 分钟产妇出现呛咳、气促、烦躁不安,随后面色青紫,口唇发绀。考虑羊水栓塞。立即停用催产素,予吸氧、大剂量肾上腺糖皮质激素抗过敏、抗休克治疗。产妇意识丧失,测血压为 70/45 mmHg,心率 122 次/分。立即予升压药对症治疗。医嘱:5%葡萄糖注射液 250 ml+多巴胺 40 mg,静脉滴注,根据血压调整滴速,立即!

情境任务:请你为邓某静脉滴注该组液体。

(13)试题编号:T-1-13。

常某,女,29 岁,孕 2 产 0。因停经 31 周,不规则下腹痛 6 小时入院。体查:T36.5 ℃,P80 次/分,R20 次/分,Bp110/80 mmHg,心肺听诊无异常。产科检查:宫高 28 cm,腹围 88 cm,头先露,未入盆,可扪及不规则宫缩。胎心率 155 次/分,律齐。阴道检查:宫颈管未消,宫口未开,头先露,S-3,胎膜未破。孕妇诊断:先兆早产。嘱绝对卧床休息,予保胎治疗。医嘱:5%葡萄糖注射液 500 ml+利托君 100 mg,静脉滴注,5 滴/分开始,根据宫缩情况调整滴速,立即!

情境任务:请你为常某静脉滴注该组液体。

2. 实施条件

表 J-1-1-1　密闭式静脉输液基本实施条件

类 型	密闭式静脉输液基本实施条件	备 注
场地	(1)模拟病房;(2)模拟治疗室;(3)处置室	
资源	(1)病床;(2)志愿者(主考学校随机指定);(3)处置室设有洗手设备、注射器输液器回收桶、生活垃圾桶、医用垃圾桶、锐器盒、止血带浸泡桶、器械浸泡桶;(4)屏风	
用物	(1)一次性密闭式输液器;(2)一次性注射器;(3)一次性手套;(4)剪刀;(5)皮肤消毒剂;(6)无菌棉签;(7)弯盘(8)压脉带(9)无菌纱布;(10)医嘱单;(11)溶液;(12)药物;(13)砂轮;(14)输液贴;(15)小枕及一次性垫巾;(16)笔;(17)输液卡;(18)输液架;(19)瓶签/记号笔;(20)夹板和绷带(必要时用);(21)网套(必要时用);(22)手消剂	工作服、帽子、口罩、挂表由主考学校准备
测评专家	每 10 名学生配备一名考评员,考评员要求具备中级以上职称。	

3. 考核时量

密闭式静脉输液：25分钟（其中用物准备5分钟，操作20分钟）。

4. 评价标准

表 J-1-1-2 密闭式静脉输液考核评分标准

考核内容		考核点及评分要求	分值	扣分	得分	备注
评估及准备（20分）	孕（产）妇（9分）	1. 核对医嘱、输液卡，确认医嘱	2			
		2. 对孕（产）妇进行个性化评估，做好操作前解释并取得合作	3			
		3. 静脉选择合适	2			
		4. 助／嘱孕（产）妇大小便	2			
	环境（2分）	治疗室及病室环境均符合输液要求	2			
	操作者（4分）	1. 衣帽整洁，挂表	2			
		2. 洗手／消毒手方法正确，戴口罩	2			
	用物（5分）	用物准备齐全（少一个扣0.5分，扣完5分为止）；逐一对用物进行评估，质量符合要求；按操作先后顺序放置	5			
实施（60分）	备药（15分）	1. 核对输液卡，评估药物和输液溶液	2			
		2. 输液瓶上书写内容准确	2			
		3. 添加药物执行三查八对，剂量准确，无菌观念强	5			
		4. 一次性输液器插入正确，关调节器开关	2			
		5. 请他人核对并签名	2			
		6. 医用垃圾初步处理正确	1			
		7. 及时消毒双手，方法正确；取下口罩	1			
	输液（35分）	1. 再次核对输液卡、孕（产）妇、药液；沟通有效；体位准备合适	6			
		2. 及时消毒双手，方法正确；戴口罩	2			
		3. 备输液贴，戴手套	2			
		4. 排气一次成功，药液无浪费	3			
		5. 扎压脉带位置正确、松紧适宜，穿刺部位消毒符合要求	5			
		6. 穿刺一针见血，方法正确	5			
		7. 输液贴固定牢固美观	1			
		8. 脱手套，输液速度调节正确	2			
		9. 再次核对患者和用药信息，记录输液时间、滴速，签名	1			
		10. 及时消毒双手，方法正确；取下口罩	2			
		11. 整理床单位，帮孕（产）妇取舒适体位	1			
		12. 健康指导合适，孕（产）妇能理解和复述	3			
		13. 医用垃圾初步处理正确	2			
	观察（4分）	巡视病房，听取孕（产）妇主诉，及时发现并处理输液故障／不适反应；需要继续输液者更换药物方法正确	4			
	拔针（6分）	1. 拔针方法、按压时间及方式正确，穿刺部位无出血	2			
		2. 医用垃圾初步处理正确（一次性输液器、注射器需毁形）	1			
		3. 及时消毒双手，方法正确；取下口罩	1			
		4. 健康教育方式、内容个性化	2			

续表

考核内容	考核点及评分要求	分值	扣分	得分	备注
评价 （20分）	1. 制度及规范落实好,孕（产）妇安全、满意	4			
	2. 操作规范,动作熟练、轻柔	4			
	3. 沟通有效,配合良好,健康教育内容和方式合适	4			
	4. 语言亲切,态度和蔼,关爱孕（产）妇	4			
	5. 在规定时间内完成,每超过1分钟扣1分	4			
总分		100			

5. 评价指南

①按照《密闭式静脉输液考核评分标准》进行评分。

②密闭式静脉输液前选择合适的血管,告知输液的目的以及药物的主要作用和不良反应;有可能发生过敏反应的药物应评估用药史、过敏史及家族史等;需要避光的药物（如细胞色素C、硝普钠、水溶性维生素等）应使用避光输液器,或者在药瓶和输液器外面加上避光袋（纸）。穿刺成功并固定后应正确调节液体滴数;特殊药物（如硝普钠、催产素）需要先建立静脉通路,调节好滴速,然后再配药注入,并向孕（产）妇强调不能自行调节输液速度的理由,取得配合;在输液过程中应进行巡视,询问孕（产）妇的感受,观察输液点滴是否通畅,若有不适及时处理;治疗过程中应做好孕（产）妇心理护理,评估用药后的治疗效果。

考核技能点2:药物过敏试验（考核技能点编号：J-1-2）

1. 任务描述

（1）试题编号：T-2-1。

袁某,女,28岁,孕1产0。因停经15周,发热、咳嗽、咳痰3天就诊。孕妇3天前因受凉后出现畏寒、发热,在家自己测量体温39℃,咳脓痰,无腹痛及阴道流血,未进行治疗。体格检查：T39.4℃,P104次/分,R24次/分,Bp126/86 mmHg,心律齐,双肺底可闻及湿啰音。辅助检查:血常规示:白细胞$17.5×10^9$/L,中性粒细胞85%。B超结果显示:宫内妊娠,中孕早期,活胎。该孕妇诊断:妊娠合并支气管炎,收住院治疗。医嘱予头孢美唑抗感染治疗。

情境任务:请你为袁某进行头孢美唑过敏试验。

（2）试题编号：T-2-2。

米某,女,26岁,孕1产0。因停经33周,扁桃体肿大2天就诊。体格检查：T38.8℃,P90次/分,R20次/分,Bp120/86 mmHg。咽红,扁桃体Ⅱ度肿大。心肺听诊无异常。诊断:妊娠合并急性扁桃体炎。医嘱予以青霉素抗感染治疗。

情境任务:请你为米某进行青霉素过敏试验。

（3）试题编号：T-2-3。

龚某,女,30岁,孕3产0。因停经35周,头部外伤后1小时入院。孕妇今日上午外出时不慎被摩托车撞倒,头部受到撞击后昏迷,十余分钟后清醒,不能回忆起受伤当时情况,并诉头痛、耳鸣,呕吐2次。体格检查：T36.4℃,P66次/分,R16次/分,Bp105/75 mmHg,神志清楚,头面部皮肤可见多处软组织挫伤。心肺检查无明显异常。腹隆,无压痛及反跳痛,未扪及宫缩,胎心率145次/分。B超显示:宫内晚期妊娠,单活胎。头部CT结果显示:未见明显异常。诊断:脑震荡,收住院治疗。医嘱:10%葡萄糖注射液＋细胞色素 C 30 mg＋ATP 40 mg,静脉滴注。

情境任务:请你为龚某进行细胞色素 C 过敏试验。

(4)试题编号:T-2-4。

蒋某,女,28 岁,孕 1 产 0。因停经 39 周,不规则下腹痛 4 小时入院。4 小时前产妇感阵发性下腹痛,间隔 10～20 分钟一次,持续约 20 秒,无阴道流血、流液。诊断:先兆临产,收住院。16 小时后产妇经阴道分娩一活男婴,重 3500g,产后 2 小时阴道出血约 600 ml,诊断:产后出血。医嘱予头孢唑啉预防感染治疗。

情境任务:请你为蒋某进行头孢唑啉过敏试验。

(5)试题编号:T-2-5。

吴某,女,28 岁,初产妇。停经 38 周,今日凌晨 2:30 开始有不规律宫缩,于 4:00 左右急诊入院。入院后宫缩一直不规则,8:20 自然破膜,检查宫缩弱,胎心率 155 次/分。会阴垫上见清亮羊水。阴道检查:宫颈管已消,宫口未开,S-1.5。21:00 再次检查,宫缩规律,35″/5′,胎心率 140 次/分,阴道检查:宫口开大 1 cm,先露 S＝0。产妇胎膜已破 12 小时,医嘱予青霉素预防感染。

情境任务:请你为吴某进行青霉素过敏试验。

(6)试题编号:T-2-6。

严某,女,34 岁,孕 1 产 0。现停经 36 周,因昨天胎动减少于今日来院检查。行 B 超提示宫内晚期妊娠,单活胎,羊水过少。行胎心监护改良 Fisher 评分 5 分,生物物理评分 3 分,提示胎儿窘迫,拟急诊行剖宫产终止妊娠。

情境任务:请你执行剖宫产术前医嘱:普鲁卡因过敏试验。

(7)试题编号:T-2-7。

叶某,女,28 岁,平产后 3 月,咳嗽、发热 1 月余。患者于 3 月前顺产一活男婴,产后 20 天左右恶露干净,产后 42 天复查均无异常。1 月前患者开始出现咳嗽,有少量白色痰,下午体温偏高,波动于 37.5～38 ℃之间。体查:T37.8 ℃,P96 次/分,R20 次/分,Bp110/70 mmHg,心肺检查无明显异常。腹软,无压痛及反跳痛。胸片结果示左下肺浸润性肺结核。结核菌素试验结果为强阳性。诊断为左下肺结核,医嘱予链霉素抗结核治疗。

情境任务:请你为叶某进行链霉素过敏试验。

(8)试题编号:T-2-8。

汤某,女,27 岁,孕 1 产 0。现停经 33 周,昨起突发寒战、发热、腰痛、尿频、尿急。体格检查:痛苦面容,T39.5 ℃,P96 次/分,R28 次/分,Bp126/84 mmHg,体重 65 kg。心肺听诊未发现明显异常,下腹部轻压痛。肋腰点压痛(＋),肾区叩痛(＋)。胎心率 160 次/分。辅助检查:尿沉渣见白细胞管型。诊断:妊娠合并急性肾盂肾炎。收住院治疗,医嘱予头孢他啶抗感染治疗。

情境任务:请你为汤某进行头孢他啶过敏试验。

(9)试题编号:T-2-9。

聂某,女,29岁,孕1产1。1月前于孕39周时经阴道分娩一活男婴。产后15天,聂某被生锈钉子意外刺破手掌,医生为其清洗伤口,见伤口深约1 cm。医嘱予破伤风抗毒素肌内注射。

情境任务:请你为聂某进行破伤风抗毒素过敏试验。如果过敏试验结果为阳性,需要口述脱敏治疗的原理和方法。

(10)试题编号:T-2-10。

蔡某,女,26岁,孕1产0。停经24周,咳嗽、发热2天。孕妇停经45天时行B超诊断宫内早孕。2天前因受凉后出现畏寒、发热、咳嗽,无腹痛及阴道流血。体格检查:T38.7 ℃,P85次/分,R20次/分,Bp125/80 mmHg,咽部充血,扁桃体I度肿大。双肺呼吸音稍粗,心脏听诊未发现异常。辅助检查:血常规显示:白细胞15.5×10^9/L,中性粒细胞78%;B超诊断为:宫内孕20周左右,单活胎。诊断为:妊娠合并上呼吸道感染。医嘱予以头孢唑啉抗感染治疗。

情境任务:请你为蔡某进行头孢唑啉过敏试验。

(11)试题编号:T-2-11。

胡某,女,24岁,孕1产1。10天前孕39周时顺产一活男婴,今日出现发热、双乳胀痛。体格检查:T39 ℃,P110次/分,R24次/分,Bp110/70 mmHg。双乳表面发红,可扪及明显硬结,泌乳欠通畅。辅助检查:血常规显示:白细胞18×10^9/L,中性粒细胞90%。诊断:急性乳腺炎。医嘱予以青霉素抗感染治疗。

情境任务:请你为胡某进行青霉素过敏试验。

2. 实施条件

表 J-1-2-1　药物过敏试验基本实施条件

类　型	药物过敏试验基本实施条件	备　注
场地	(1)模拟病房;(2)模拟治疗室;(3)处置室	
资源	(1)病床;(2)志愿者(主考学校随机指定);(3)处置室设有洗手设备、注射器输液器回收桶、生活垃圾桶、医用垃圾桶、锐器盒、器械浸泡桶;(4)屏风	
用物	(1)过敏药物专用注射盘;(2)无菌纱布;(3)皮肤消毒剂;(4)弯盘;(5)试验药物和生理盐水注射液;(6)砂轮和启瓶器;(7)注射卡、无菌棉签和笔;(8)1 ml注射器和5 ml注射器;(9)急救盒(内备0.1%盐酸肾上腺素、地塞米松、砂轮和注射器);(10)吸痰管、氧气导管、氧气及吸引装置;(11)手消剂	工作服、帽子、口罩、挂表由主考学校准备
测评专家	每10名学生配备一名考评员,考评员要求具备中级以上职称。	

3. 考核时量

药物过敏试验:25分钟(其中用物准备5分钟,操作20分钟)。

4. 评价标准

表 J-1-2-2　药物过敏试验考核评分标准

考核内容		考核点及评分要求	分值	扣分	得分	备注
评估及准备 (20分)	孕(产)妇 (9分)	1. 核对医嘱、注射卡	2			
		2. 向孕(产)妇解释并取得合作	3			
		3. 询问"三史"和进食情况	2			
		4. 注射部位选择恰当,符合孕(产)妇意愿	2			
	环境 (2分)	符合备药和注射要求,抢救设施到位	2			
	操作者 (4分)	1. 衣帽整洁,挂表	2			
		2. 洗手/消毒手方法正确,戴口罩	2			
	用物 (5分)	用物准备齐全(少一个扣0.5分,扣完5分为止);逐一对用物进行评估,质量符合要求;按操作先后顺序放置	5			
实施 (60分)	配置药物过敏试验溶液 (20分)	1. 认真执行三查八对	3			
		2. 配置溶媒选择正确	3			
		3. 过敏试验溶液浓度正确,遵守无菌技术操作原则	8			
		4. 标明过敏药物皮试液,请他人核对	3			
		5. 医用垃圾初步处理正确	2			
		6. 及时消毒双手,方法正确;取下口罩	1			
	注射 (30分)	1. 孕(产)妇信息核对到位,解释规范	2			
		2. 及时消毒双手,方法正确;戴口罩	1			
		3. 孕(产)妇体位准备与病情相符,尊重个人意愿	2			
		4. 注射部位选择正确	2			
		5. 皮肤消毒液的选择及消毒方法正确	3			
		6. 注射前再次核对药物	2			
		7. 持针方法正确,进针角度、深度符合要求,推注药量准确	8			
		8. 注射后核对并记录	2			
		9. 急救盘放置妥当	2			
		10. 及时消毒双手,方法正确;取下口罩	2			
		11. 注意事项交代到位,孕(产)妇理解	2			
		12. 医用垃圾初步处理正确	2			
	观察 (5分)	巡视病房,听取孕(产)妇主诉,了解皮丘情况,及时发现并处理不适反应	5			
	结果判断 (5分)	皮试结果判断准确,告知孕(产)妇并及时记录	5			
评价 (20分)		1. 孕(产)妇安全、满意	4			
		2. 操作规范,动作熟练、轻柔	4			
		3. 沟通有效,配合良好,健康教育内容和方式合适	4			
		4. 语言亲切,态度和蔼,关爱孕(产)妇	4			
		5. 在规定时间内完成,每超过1分钟扣1分	4			
总分			100			

5. 评价指南

①按照《药物过敏试验考核评分标准》进行评分。

②药物过敏试验时严格遵守无菌技术操作原则,按照操作规范配置过敏药物试验溶液,剂量准确。注射前对孕(产)妇的过敏史、用药史、进食以及注射局部等情况评估到位,对用药目的以及可能发生的不良反应解释清楚;注射部位消毒方法正确,进针角度和深度符合要求,注入体内的药物剂量准确;注射后定时巡视,了解孕妇的情况;及时观察结果并正确判断和解释。如果进行破伤风抗毒素(TAT)过敏试验,结果为阳性,考生需要口述脱敏治疗的原理和方法。

考核技能点 3:留置导尿术(女性)(考核技能点编号:J-1-3)

1. 任务描述

(1)试题编号:T-3-1。

杨某,女,29 岁,孕 5 产 0。因停经 37 周,阴道流血 2 小时急诊入院。孕妇于 4 个月前行产前检查一次,未发现异常,今晨 6:00 突然出现阴道流血,量约 500 ml,无腹痛等不适,于 8:00 急诊入院。体查:T36.8 ℃,P104 次/分,R20 次/分,Bp90/60 mmHg,心肺检查无异常,腹隆如足月妊娠大小,肝脾扪诊不满意,双下肢无水肿。产科检查:宫高 30 cm,腹围 88 cm,胎方位 RSA,胎心率 160 次/分,无宫缩。B超检查诊断为:中央性前置胎盘。入院后急诊行剖宫产术,术前医嘱:导尿并留置导尿管。

情境任务:请你为杨某进行留置导尿。

(2)试题编号:T-3-2。

夏某,女,25 岁,孕 2 产 1。现停经 39^{+4} 周。孕妇末次月经 2013 年 9 月 12 日,昨日下午开始出现下腹部轻微疼痛,伴腰骶部坠胀,阴道少许血性分泌物。今日上午下腹疼痛加重,呈阵发性,腰骶部坠胀明显,于 6 月 16 日 12:30 到门诊就诊,以"宫内妊娠 39^{+4} 周,LOA,临产"收入院。体格检查:T36.2 ℃,P86 次/分,R20 次/分,Bp120/80 mmHg,身高 160 cm,体重 62 kg,神志清楚,心肺检查无异常,无凹陷性水肿。产科检查:腹部膨隆,宫高 35 cm,腹围 100 cm,胎方位 LOA,先露未入盆,可扪及规律宫缩,$30''/5'\sim6'$。胎心率 146 次/分,律齐。阴道检查:宫颈管已消,宫口未开,头先露,S-3,胎膜未破。19:00 顺利分娩一活女婴。6 月 17 日 3:00 产妇主诉下腹部剧烈疼痛,有尿意,但排尿困难。体查:耻骨联合上膨隆,可触及一囊性包块,有压痛。经诱导排尿无效。医嘱:导尿并留置导尿管。

情境任务:请你为夏某留置导尿。

(3)试题编号:T-3-3。

李某,女,26 岁,孕 1 产 0。因停经 40 周,阴道流液 2 小时于 2014 年 3 月 28 日 13:00 入院。孕妇于 2 小时前突然出现阴道流液,颜色清亮。体格检查:T36.3 ℃,P80 次/分,R20 次/分,Bp122/82 mmHg。身高 165 cm,体重 68 kg。心肺检查无异常。腹隆,无压痛及反跳痛,宫高 34 cm,腹围 96 cm,头先露,未入盆,可扪及不规则宫缩。胎心率 140 次/分。入院 9 小时后宫口开全,头先露,S+3,胎心率 140 次/分,宫缩 $1''/1'\sim2'$。于 22:00 顺利分娩一活男婴。产妇产后 6 小时排尿困难,膀胱充盈,诱导排尿无效。医嘱:导尿并留置导尿管。

情境任务:请你为李某留置导尿。

(4)试题编号:T-3-4。

江某,女,25 岁,孕 1 产 0。因停经 40^{+3} 周,阵发性下腹胀痛 5 小时入院。入院后检查:T36.7 ℃,P88 次/分,R18 次/分,Bp105/75 mmHg,心肺检查未发现异常,腹隆如足月妊娠大小,双下肢无水肿。产科检查:宫高 35 cm,腹围 97 cm,胎方位 ROA,胎心率 142 次/分,宫缩 30″~40″/4′~5′。阴道检查:宫口开大 1 指,宫颈质软,S-2,胎膜未破。入院诊断:孕 1 产 0 宫内妊娠 40^{+3} 周,ROA,单活胎,临产。产妇产程进展顺利,1 小时后顺利娩出一活女婴。产妇产后 10 小时排尿困难,膀胱充盈,诱导排尿无效。医嘱:导尿并留置导尿管。

情境任务:请你为江某导尿并留置导尿管。

(5)试题编号:T-3-5。

詹某,34 岁,孕 1 产 0。因停经 26 周,右下腹痛 2 天入院。孕妇 2 天前出现腹痛,起初为脐周疼痛,半天后转为右下腹痛,呈持续性胀痛,伴多次呕吐,为少量胃液,进食后呕吐加重,无发热,腹泻。小便正常。入院体格检查:T36.8 ℃,P88 次/分,R18 次/分,Bp105/75 mmHg。双肺听诊无异常。腹平软,右下腹部压痛,反跳痛。产科检查:宫底脐上 2 指,未扪及宫缩。胎心率 145 次/分。辅助检查:血常规显示:白细胞 14.0×10^9/L,中性粒细胞 76%;B 超检查诊断为:1. 宫内中期妊娠,活胎;2. 阑尾区增厚。入院诊断:妊娠合并阑尾炎。经普外科医生会诊后决定行阑尾切除术。术前医嘱:备皮,导尿并留置导尿管。

情境任务:请你为詹某留置导尿。

2. 实施条件

表 J-1-3-1　留置导尿术(女性)基本实施条件

类　型	留置导尿术(女性)基本实施条件	备　注
场地	(1)模拟病房;(2)处置室	
资源	(1)病床;(2)导尿模型;(3)处置室设有洗手设备、注射器输液器回收桶、生活垃圾桶、医用垃圾桶、锐器盒、器械浸泡桶;(4)屏风	
用物	(1)会阴消毒包:有治疗碗 1 个、棉球若干、血管钳 1 把、弯盘 1 个;(2)无菌导尿包:有治疗碗 1 个、血管钳 2 把、弯盘 1 个、小药杯内盛棉球数个、石蜡油棉球瓶、孔巾、纱布数块;(3)无菌手套 2 双;(4)消毒液(0.1%苯扎溴铵酊或 0.05%碘伏);(5)一次性气囊导尿管 2 根;(6)生理盐水及注射器;(7)无菌持物钳及筒;(8)一次性垫巾;(9)浴巾;(10)手消剂;(11)集尿袋	工作服、帽子、口罩、挂表由主考学校准备
测评专家	每 10 名学生配备一名考评员,考评员要求具备中级以上职称。	

3. 考核时量

留置导尿术(女性):20 分钟(其中用物准备 5 分钟,操作 15 分钟)。

4. 评价标准

表 J-1-3-2　留置导尿术(女性)考核评分标准

考核内容		考核点及评分要求	分值	扣分	得分	备注
评估及准备 (20分)	孕(产)妇 (9分)	1. 核对医嘱	2			
		2. 向孕(产)妇解释并取得合作	3			
		3. 了解膀胱充盈情况	2			
		4. 嘱自行清洗会阴或协助清洗	2			
	环境 (2分)	符合无菌技术操作要求,保护隐私	2			
	操作者 (4分)	1. 衣帽整洁,挂表	2			
		2. 洗手/消毒手方法正确,戴口罩	2			
	用物 (5分)	用物准备齐全(少一个扣0.5分,扣完5分为止);逐一对用物进行评估,质量符合要求;按操作先后顺序放置	5			
实施 (60分)	初步消毒 (18分)	1. 核对,解释,取得同意	2			
		2. 了解外阴清洗情况	2			
		3. 体位安置符合操作要求,孕(产)妇感觉舒适	1			
		4. 倒入消毒液量适宜	1			
		5. 会阴消毒顺序正确,动作轻柔,符合"自上而下、由外至内"原则,关心孕(产)妇	8			
		6. 戴手套遵守无菌技术操作原则	2			
		7. 医用垃圾初步处理正确	2			
	再次消毒 (18分)	1. 倒入消毒液量适宜	1			
		2. 戴手套方法正确	3			
		3. 铺巾方法正确,无菌巾与孔巾形成一无菌区	4			
		4. 无菌生理盐水准备符合要求	2			
		5. 连接导尿管与集尿袋,润滑长度合适	2			
		6. 消毒符合要求,顺序正确,动作轻柔	6			
	插管与固定 (14分)	1. 插管动作轻柔,插入长度合适,沟通有效	5			
		2. 生理盐水注入方法正确,导尿管固定有效	4			
		3. 及时撤下用物,注意保护隐私和保暖	3			
		4. 集尿袋固定妥当	2			
	导尿后处理 (10分)	1. 及时撤下浴巾,协助孕(产)妇穿裤及取舒适体位,床单位整洁	2			
		2. 脱手套;及时消毒双手,方法正确;取下口罩;记录	3			
		3. 健康教育内容正确,方式合适	3			
		4. 医用垃圾初步处理正确	2			
评价 (20分)		1. 动作规范,操作熟练,无菌观念强	4			
		2. 语言亲切,沟通有效,孕(产)妇满意	4			
		3. 动作轻柔,保护隐私	4			
		4. 仪表举止优美,关爱孕(产)妇	4			
		5. 在规定时间内完成,每超过1分钟扣1分	4			
总分			100			

5. 评价指南

①按照《留置导尿术（女性）考核评分标准》进行评分。

②留置导尿术操作前告知孕（产）妇需留置导尿的原因，做好心理护理，减轻孕（产）妇的心理压力；操作时注意保护孕（产）妇隐私，操作过程中若操作者出现严重污染情况（如无菌物品掉地上、戴好手套前未打开无菌区、无菌手套有破损、导尿管误插入阴道等），发生 1 次能正确处理者扣 10 分，发生 2 次均能够正确处理或者出现严重污染不能正确处理者则考核结果为不合格；操作结束后告知孕（产）妇保护导尿管及预防感染的相关知识，并根据当时情况给予针对性的健康指导。

考核技能点 4:外科洗手、穿无菌手术衣及戴无菌手套(考核技能点编号:J-1-4)

1. 任务描述

(1)试题编号:T-4-1。

刘某,34 岁,孕 1 产 0。因停经 26 周,右下腹痛 2 天入院。孕妇 2 天前出现腹痛,起初为脐周疼痛,半天后转为右下腹痛,呈持续性胀痛,伴多次呕吐,为少量胃液,进食后呕吐加重,无发热,腹泻。小便正常。入院体格检查:T36.8 ℃,P88 次/分,R18 次/分,Bp105/75 mmHg。双肺听诊无异常。腹平软,右下腹部压痛,反跳痛。产科检查:宫底脐上 2 指,未扪及宫缩。胎心率 145 次/分。辅助检查:血常规显示:白细胞 14.0×10^9/L,中性粒细胞 76%;B 超检查诊断为:1.宫内中期妊娠,活胎;2.阑尾区增厚。入院诊断:妊娠合并阑尾炎。经普外科医生会诊后决定行阑尾切除术。

情境任务:作为手术室的器械护士,请你行外科洗手、穿无菌手术衣及戴无菌手套。

(2)试题编号:T-4-2。

张某,女,24 岁,孕 1 产 0。因停经 39^{+4} 周,见红 1 小时入院。体格检查:T36.5 ℃,P85 次/分,R20 次/分,Bp110/70 mmHg,神志清楚,心肺检查正常。宫高 35 cm,腹围 94 cm,头先露,未入盆,可扪及不规则宫缩。胎心率 140 次/分。阴道检查:宫颈管已消,宫口未开,S-3,胎膜未破。辅助检查:血常规、凝血四项、心电图均正常。B 超提示:宫内晚期妊娠,单活胎,胎盘Ⅲ级。孕妇入院后第 2 日自然临产,临产后 12 小时宫口开全。助产士送产妇入产房,做好接产准备。

情境任务:作为张某的接产助产士,请你行外科洗手、穿无菌手术衣及戴无菌手套。

(3)试题编号:T-4-3。

陈某,女,38 岁,孕 1 产 0。因停经 40 周,阵发性下腹胀痛 16 小时入院。入院后体格检查:T36.8 ℃,P80 次/分,R16 次/分,Bp120/80 mmHg。产科检查:宫高 34 cm,腹围 96 cm,头先露,已入盆,可扪及规律宫缩 50″/2′～3′,胎心率 168 次/分。骨盆外测量:24-26-19-9 cm。阴道检查:宫口开大 10 cm,先露 S+3。产妇宫口已开全,助产士立即送产妇入产房,行接产前准备。

情境任务:作为陈某的接产助产士,请你行外科洗手、穿无菌手术衣及戴无菌手套。

(4)试题编号:T-4-4。

周某,女,28 岁,孕 1 产 0。因停经 41 周,规律下腹疼痛 4 小时入院。入院后体格检查:T36.7 ℃,P70 次/分,R16 次/分,Bp120/80 mmHg。产科检查:宫高 33 cm,腹围 95 cm,头先露,已入盆,可扪及规律宫缩,40″～50″/3′～4′。胎心率 140 次/分。阴道检查:宫颈管消失,宫口未开,S-1。产妇入院 10 小时后胎膜自破,羊水清亮,宫缩 50″/1′～2′,胎心率 142 次/分,宫口已开全,S+2。助产士送产妇进入产房,做接产前准备。

情境任务:作为周某的接产助产士,请你行外科洗手、穿无菌手术衣及戴无菌手套。

(5)试题编号:T-4-5。

陈某,34 岁,孕 2 产 0。因停经 27⁺³ 周,左下腹痛 5 小时入院。孕妇末次月经:2013 年 5 月 3 日。停经 60 天时行彩超结果示:宫内早孕,单活胎。左侧卵巢畸胎瘤(约 6×5×3 cm 大小)。今日下午 4 点左右孕妇活动后突感左下腹剧烈疼痛,持续不能缓解,伴有呕吐 2 次。诊断:卵巢畸胎瘤蒂扭转。拟急诊手术治疗。

情境任务:作为手术室的器械护士,请你行外科洗手、穿无菌手术衣及戴无菌手套。

(6)试题编号:T-4-6。

肖某,女,28 岁,孕 1 产 0。因停经 38 周,阵发性下腹胀痛 1 小时入院。有"室间隔缺损"病史,既往一般体力活动不受限制,无心衰史。两周前出现活动后心悸、气促,休息后缓解。入院后体格检查:T36.6 ℃,P88 次/分,R20 次/分,Bp105/70 mmHg。宫高 37 cm,腹围 105 cm,头先露,未入盆,可扪及不规律宫缩,胎心率 146 次/分。骨盆外测量:23-26-19-9.5 cm。产妇既往有心脏病史,估计胎儿体重约 4300g,放宽剖宫产手术指征。完善术前准备后拟行剖宫产术。

情境任务:作为手术室的器械护士,请你行外科洗手、穿无菌手术衣及戴无菌手套。

2. 实施条件

表 J-1-4-1　外科洗手、穿无菌手术衣及戴无菌手套基本实施条件

类　型	外科洗手、穿无菌手术衣及戴无菌手套基本实施条件	备　注
场地	(1)模拟手术室;(2)处置室	
资源	(1)感应式水龙头;(2)储物槽(内备无菌小毛巾);(3)污物桶;(4)污物篮;(5)洗手液;(6)外科洗手消毒液;(7)无菌生理盐水 1 瓶(500 ml);(8)巡回护士(抽考学校自备);(9)处置室设有洗手设备、医用垃圾桶、生活垃圾桶	
用物	(1)手术室拖鞋;(2)洗手衣、裤;(3)一次性口罩、帽子;(4)无菌手术衣包;(5)无菌手套	
测评专家	每 10 名学生配备一名考评员,考评员要求具备中级以上职称。	

3. 考核时量

外科洗手、穿无菌手术衣及戴无菌手套:20 分钟(其中用物准备 5 分钟,操作 15 分钟)。

4. 评价标准

表 J-1-4-2　外科洗手、穿无菌手术衣及戴无菌手套考核评分标准

考核内容		考核点及评分要求	分值	扣分	得分	备注
评估及准备 (15分)	环境 (5分)	符合手术室要求	5			
	操作者 (5分)	着洗手衣,戴口罩、帽子	5			
	用物 (5分)	用物准备齐全(少一个扣0.5分,扣完5分为止);逐一对用物进行评估,在有效期内,质量符合要求;按操作先后顺序放置	5			
实施 (65分)	外科洗手 (15分)	1. 洗手方法正确,洗手时间3分钟	6			
		2. 擦手方法正确	3			
		3. 消毒手方法正确,消毒时间6分钟	6			
	穿无菌手术衣 (20分)	1. 穿无菌手术衣方法正确,无跨越,无污染	18			
		2. 与巡回护士配合默契	2			
	戴无菌手套 (20分)	1. 与巡回护士配合默契	2			
		2. 戴无菌手套方法正确,无污染	14			
		3. 无菌生理盐水冲洗滑石粉	2			
		4. 戴好无菌手套的双手放置正确	2			
	脱手术衣及手套 (10分)	1. 脱手术衣方法正确(手术衣外侧污染面不得接触手臂及洗手衣裤),放置于合适地方	6			
		2. 脱手套方法正确(手套外面不接触手部皮肤),手套处理方式合适	3			
		3. 与巡回护士配合默契	1			
评价 (20分)		1. 坚持无菌技术操作原则,无菌观念强	5			
		2. 操作规范、动作熟练	5			
		3. 掌握绝对无菌区范围,能正确区分非限制区、半限制区、限制区	5			
		4. 在规定时间内完成,每超过1分钟扣1分	5			
总分			100			

5. 评价指南

①按照《外科洗手、穿无菌手术衣及戴无菌手套考核评分标准》进行评分;

②外科洗手、穿无菌手术衣及戴无菌手套操作前应认真评估操作用物的质量;操作过程中严格遵守无菌技术操作原则,外科洗手和消毒手方法正确,时间符合要求;正确区分无菌区、清洁区和污染区,不同区域之间不能相互接触。若操作者出现严重污染情况(如穿无菌手术衣时双手接触手术衣外面、无菌物品掉地上、无菌手套有破损等),发生1次能正确处理者扣10分,发生2次均能够正确处理或者出现严重污染不能正确处理者则考核结果为不合格。

考核技能点 5：心电监护仪的使用（成人）（考核技能点编号：J-1-5）

1. 任务描述

（1）试题编号：T-5-1。

范某，女，30 岁，孕 2 产 0。因停经 38 周，摔倒后持续性下腹痛 2 小时急诊入院。孕妇末次月经 2013 年 8 月 3 日，孕期一直定期行产前检查，未发现异常。今上午 10：00 回家时在小区内不慎摔倒，随后出现持续性腹痛，有少量阴道流血，无阴道流液，于 12：00 急诊入院。体查：T36.8 ℃，P104 次/分，R24 次/分，Bp90/60 mmHg，心肺听诊无异常，腹隆，如孕 9 月大小，肝脾扣诊不满意，双下肢轻度水肿。产科检查：宫高 31 cm，腹围 90 cm，可扪及宫缩，间歇期不能放松，宫底部压痛明显，胎方位触诊不满意，胎心音听诊不满意。辅助检查：B超显示：宫内单活胎，晚期妊娠，胎盘早剥（胎盘位于子宫底部）。入院诊断：胎盘早剥。急诊行剖宫产术，术后需要严密监测产妇生命体征。医嘱：心电监护 12 小时。

情境任务：请你为范某进行心电监护。12 小时后产妇生命体征稳定，遵医嘱停止心电监护。

（2）试题编号：T-5-2。

李某，女，孕 2 产 0。因停经 37 周，阵发性下腹疼痛 3 小时入院就诊。体格检查：T36.8 ℃，P94 次/分，R22 次/分，Bp90/60 mmHg，心肺检查无异常。产科检查：宫高 33 cm，腹围 93 cm，胎方位 LOA，胎心率 140 次/分。次日 9：00 产妇宫口开全，顺利分娩一活男婴。胎儿娩出后，产妇阴道流出 300 ml 鲜红色血液，检查阴道后穹隆裂伤并有活动性出血，予以立即缝合，为严密观察李某产后生命体征，医嘱：心电监护 6 小时。

情境任务：请你为李某进行心电监护；6 小时后产妇病情稳定，遵医嘱停止心电监护。

（3）试题编号：T-5-3。

黄某，女，孕 1 产 0。产妇停经 37^{+3} 周，因轻微活动后出现心悸、气促 2 天入院。既往有风湿性心脏病病史。入院后体查：T36.3 ℃，P118 次/分，R24 次/分，Bp150/90 mmHg，产妇入院后医嘱予以心电监护。

情境任务：请你为黄某进行心电监护。24 小时后产妇病情稳定，遵医嘱停止心电监护。

（4）试题编号：T-5-4。

杨某，女，29 岁，孕 5 产 0。因停经 37 周，阴道流血 2 小时急诊入院。孕妇于 4 个月前行产前检查一次，未发现异常，今晨 6：00 突然出现阴道流血，量约 500 ml，无腹痛等不适，于 8：00 急诊入院。体查：T36.2 ℃，P106 次/分，R24 次/分，Bp90/60 mmHg，心肺检查无异常，腹隆如足月妊娠大小，肝脾扣诊不满意，双下肢无水肿。产科检查：宫高 30 cm，腹围 88 cm，胎方位 RSA，胎心率 160 次/分，无宫缩。B超检查诊断为：中央性前置胎盘。入院后急诊行剖宫产术，娩出一活女婴，剖宫产术后监测产妇生命体征。术后医嘱：心电监护。

情境任务：请你为剖宫产术后的杨某进行心电监护。术后 12 小时，杨某生命体征稳定，请你遵医嘱停止心电监护。

（5）试题编号：T-5-5。

钟某，女，26 岁，孕 1 产 0。因停经 40 周，下腹部阵发性疼痛 6 小时入院。在第二产程中胎儿出现胎心增快,波动于 170~180 次/分左右,产妇宫缩乏力,行吸引器助产,娩出一活男婴。胎儿娩出后 1 小时,产妇诉心悸,体查:阴道流血量增多,Bp100/70 mmHg,P110 次/分,R24 次/分。医嘱:心电监护。

情境任务:请你为钟某进行心电监护;产后 10 小时,产妇病情稳定,请遵医嘱停止心电监护。

(6)试题编号:T-5-6。

徐某,女,26 岁,初产妇。因停经 39^{+5} 周,阵发性下腹部胀痛 4 小时入院。入院时体格检查:T36.5 ℃,P78 次/分,R18 次/分,Bp110/75 mmHg,神志清楚,心肺检查正常。产科检查:宫高 37 cm,腹围 105 cm,胎位 LOA,胎心率 130 次/分,宫缩 30″~40″/5′~6′,胎儿体重估计约 4 100 g。入院诊断:(1)宫内妊娠 39^{+5} 周,LOA,活胎,临产;(2)巨大儿?产妇入院 13 小时后检查宫口开全,行人工破膜,流出棕黄色羊水,质粘稠,半小时后胎儿娩出,产妇立即出现阴道大量流血,色鲜红,能自凝,10 分钟后产妇面色苍白,P110 次/分,R26 次/分,Bp70/45 mmHg。检查阴道壁裂伤,宫颈裂伤,有活动性出血。立即建立静脉通道,抗休克治疗同时缝合软产道,并予心电监护监测产妇生命体征变化。医嘱:心电监护。

情境任务:请你为徐某进行心电监护。12 小时后产妇阴道出血少,P86 次/分,R18 次/分,Bp105/75 mmHg,遵医嘱停止心电监护。

(7)试题编号:T-5-7。

陈某,女,23 岁,孕 1 产 0。因停经 39^{+3} 周,胸闷、憋气 2 天急诊入院。孕妇平素月经规律,核对孕周无误。妊娠 30 周时诊断为妊娠期糖尿病。2 天前无诱因突感胸闷、憋气、恶心、呕吐,可平卧,休息后亦不缓解,急诊入我院。否认高血压、心脏病等病史。其父患有糖尿病。体格检查:T37.1 ℃,P118 次/分,R20 次/分,Bp110/70 mmHg。一般情况好,神志清楚,心肺听诊无异常。产科检查:腹部膨隆,未扪及宫缩。宫高 34 cm,腹围 96 cm,头先露,未入盆,胎心率 140 次/分。孕妇入院后诊断:妊娠期糖尿病合并酮症酸中毒。医嘱:心电监护。

情境任务:请你为陈某进行心电监护。48 小时后产妇胸闷、憋气明显缓解,P96 次/分,R20 次/分,Bp110/75 mmHg,遵医嘱停止心电监护。

(8)试题编号:T-5-8。

王某,女,26 岁,孕 1 产 0。因停经 60 天,恶心、呕吐 2 周,加重 2 天入院。孕妇既往体健,月经规律。停经 45 天时行 B 超检查示宫内早孕,单活胎。孕妇 2 周前出现恶心、呕吐,尚能进食,前天开始频繁呕吐,不能进食,于今日住入我院。体格检查:T36.5 ℃,P102 次/分,R24 次/分,Bp115/75 mmHg,心肺听诊无异常,腹平软,无压痛。辅助检查:尿常规示:酮体(+++),蛋白质(-)。电解质检查示:钾 3.4 mmol/L,余均正常。入院诊断:妊娠剧吐。予禁食、补充水和电解质和静脉营养,并监测孕妇生命体征变化。医嘱:心电监护。

情境任务:请你为王某进行心电监护。2 天后产妇呕吐较前缓解,P94 次/分,R20 次/分,Bp102/70 mmHg,复查电解质均在正常范围内,遵医嘱停止心电监护。

2. 实施条件

表 J-1-5-1　心电监护仪的使用(成人)基本实施条件

类　型	心电监护仪的使用(成人)基本实施条件	备　注
场地	(1)模拟病房;(2)处置室	
资源	(1)床单位;(2)志愿者及家属各 1 名(主考学校准备);(3)处置室设有洗手设备、医用垃圾桶、生活垃圾桶;(4)屏风	
用物	(1)心电监护仪及导线;(2)无菌纱布;(3)75%酒精;(4)生理盐水(100 ml/瓶);(5)无菌棉签;(6)一次性电极片;(7)手消剂;(8)病历本;(9)笔	工作服、帽子、挂表由主考学校准备
测评专家	每 10 名学生配备一名考评员,考评员要求具备中级以上职称。	

3. 考核时量

心电监护仪的使用(成人):15 分钟(其中用物准备 5 分钟,操作 10 分钟)。

4. 评价标准

表 J-1-5-2　心电监护仪的使用(成人)考核评分标准

考核内容		考核点及评分要求	分值	扣分	得分	备注
评估及准备(20分)	孕(产)妇(6分)	1. 核对孕(产)妇个人信息,评估病情、心理状态	2			
		2. 取得孕(产)妇及家属理解	2			
		3. 协助孕(产)妇取舒适体位	2			
	环境(4分)	符合使用心电监护仪要求,注意隐私保护	4			
	操作者(4分)	1. 着装整齐,挂表	2			
		2. 洗手方法正确	2			
	用物(6分)	用物准备齐全(少一个扣 0.5 分,扣完 6 分为止);逐一对用物进行评估,质量符合要求;按操作先后顺序放置	6			
实施(60分)	开机(5分)	1. 正确连接电源及各导联线,并将电极片与 ECG 各导联线电极相连接	3			
		2. 开机	2			
	心电图监测(25分)	1. 暴露电极安放部位并消毒	5			
		2. 安放电极片	5			
		3. 选择(P、QRS、T 波)显示清晰的导联	5			
		4. 正确调整心电图波形	5			
		5. 正确调整波速	5			
	呼吸监测(4分)	1. 正确显示呼吸的波形和数据	2			
		2. 呼吸监护波形走速正确	2			
	血氧饱和度监测(4分)	1. 正确连接监测部位	2			
		2. 正确调整波形和数据	2			

续表

考核内容		考核点及评分要求	分值	扣分	得分	备注
实施 (60分)	无创血压监测 (6分)	1. 袖带缠绕部位正确,松紧合适	2			
		2. 体位及肢体摆放正确	2			
		3. 测压模式及测压方式选择正确	2			
	参数调整 (5分)	各监测参数报警值设置正确	5			
	观察 (2分)	将显示屏调至主屏幕	2			
	操作后处理 (4分)	1. 整理床单位,协助孕(产)妇取舒适体位	1			
		2. 对患者和家属进行健康教育	1			
		3. 整理用物,医用垃圾初步处理正确	1			
		4. 及时消毒双手,方法正确,记录	1			
	停止监护 (5分)	1. 取得孕(产)妇及家属理解	1			
		2. 关闭监护仪,撤除导联线及电极片方法正确	1			
		3. 协助孕(产)妇取舒适体位	1			
		4. 整理用物,医用垃圾初步处理正确	1			
		5. 及时消毒双手,方法正确,记录	1			
评价 (20分)		1. 操作规范,手法正确,动作熟练、轻柔	5			
		2. 态度和蔼,体现人文关怀	5			
		3. 沟通良好,患者合作	5			
		4. 在规定时间内完成,每超过1分钟扣1分	5			
总分			100			

5. 评价指南

①按照《心电监护仪的使用(成人)考核评分标准》进行评分。

②操作前向孕(产)妇及家属解释使用心电监护仪的目的,是为了及时评估孕(产)妇的健康信息,并告知在上监护仪前可能出现的不适;连接监护仪的过程中关心体贴孕(产)妇,监护仪进入工作状态后,及时告知孕(产)妇和家属监护结果是否正常,帮助孕(产)妇取合适的卧位,需要特殊治疗者不能中断(如去枕平卧、腹部沙袋压迫、牵引等);监护过程中应定期巡视,了解其生命体征和监护仪的工作情况;停止使用监护仪前需要解释原因,撤机后根据孕(产)妇当时情况进行健康指导。

考核技能点 6:肌内注射(成人)(考核技能点编号:J-1-6)

1. 任务描述

(1)试题编号:T-6-1。

林某,女,33岁,因"妊娠合并心脏病,心功能Ⅱ级,宫内孕38周,临产"于2014年5月22日20:00行胎头吸引术娩出一活男婴,头孢拉定过敏试验(一),医嘱:头孢拉定1.0g,肌注,2次/日。

情境任务:请你为林某进行1次头孢拉定肌内注射。

(2)试题编号:T-6-2。

江某,女,30岁,因停经38周,阵发性下腹疼痛12小时入院。产科检查:宫高36 cm,腹围98 cm,胎儿估重3700g,胎方位LOA,头先露,未入盆,可扪及宫缩30″/4′~5′,强度弱。胎心率140次/分。阴道指检:宫颈管已消,宫口开大1 cm,S-2,胎膜未破。产妇精神欠佳,进食少,予杜冷丁肌注使产妇充分休息以加强宫缩。医嘱:杜冷丁100 mg,肌注,立即。

情境任务:请你为江某进行杜冷丁肌内注射。

(3)试题编号:T-6-3。

兰某,女,30岁,因停经34周,阴道流液1小时急诊入院。入院时体格检查:T36.3 ℃,P88次/分,R18次/分,Bp120/76 mmHg。心肺听诊无异常,腹隆,无压痛,未扪及宫缩,胎心率140次/分。羊水清亮,无异味。为促进胎肺成熟,医嘱:地塞米松6 mg,肌注,每12小时一次。

情境任务:请你为兰某进行1次地塞米松肌内注射。

(4)试题编号:T-6-4。

姜某,女,30岁。因停经39周,晨起突然阴道流液2小时入院。入院时体格检查:T36.6 ℃,P90次/分,R18次/分,Bp122/70 mmHg。心肺听诊无异常。产科检查:腹隆,无压痛,未扪及宫缩,胎心率155次/分。羊水清亮,无异味。诊断:胎膜早破。破膜12小时后产妇临产,为预防感染,医嘱:青霉素80万ᵘ,肌注,2次/日。青霉素过敏试验(一)。

情境任务:请你为姜某进行1次青霉素肌内注射。

(5)试题编号:T-6-5。

孟某,女,30岁,因"孕40周,临产"入院。定期产检,各项检查均正常。入院时体查:T37.2 ℃,P86次/分,R20次/分,Bp120/80 mmHg,宫高37 cm,腹围105 cm,结合B超估计胎儿约4 000 g。宫口开大1 cm,S=0,自然破膜,羊水清亮。产程进展顺利,新生儿出生体重4 250 g,胎儿娩出后阴道即有暗红色血流出,子宫轮廓不清,质软。胎盘娩出后10分钟阴道有活动性出血,量约100 ml,暗红色,伴血块,诊断:宫缩乏力。立即加强宫缩,予按摩子宫、应用宫缩剂,密切观察产妇生命体征、子宫收缩剂及阴道流血情况。医嘱:缩宫素20U,肌内注射。

情境任务:请你为孟某进行1次缩宫素肌内注射。

(6)试题编号:T-6-6。

廖某,女,28岁,停经40天,少量阴道流血1天来医院就诊。自诉1天前出现少量阴道流血,无腹痛,未引起重视,今日阴道流血无缓解,无组织块排出。全身检查:T37.2 ℃,P84次/分,R18次/分,Bp110/70 mmHg。发育正常,营养状况好。心肺检查无异常,腹平软,无压痛。妇科检查:外阴发育正常,见少许暗红色积血。宫颈光滑,着色,无举痛。子宫前位,软,增大如孕40余天大小。附件区未触及异常,无压痛。B超:宫内早孕,胚胎存活。血HCG结果:4 573 mIU/ml。入院诊断:先兆流产。嘱孕妇绝对卧床休息,保持情绪稳定。医嘱：HCG 2000U，肌注，隔日一次。

情境任务：请你为廖某进行 1 次 HCG 肌内注射。

（7）试题编号：T-6-7。

安某，女，26 岁。因停经 39 周，阴道流液 2 小时入院。入院时体格检查：T36.7 ℃，P84 次/分，R18 次/分，Bp116/74 mmHg。心肺听诊无异常。产科检查：腹隆，无压痛，可扪及不规则宫缩，胎心率 150 次/分。羊水清亮，无异味。诊断：胎膜早破。入院 12 小时后临产，产程进展顺利，经阴道娩出一活男婴，体重 3000 克，Apgar 评分 1 分钟 9 分。产后予青霉素预防感染。医嘱：青霉素 80 万ᵘ，肌注，3 次/日。青霉素过敏试验（－）。

情境任务：请你为安某进行 1 次青霉素肌内注射。

（8）试题编号：T-6-8。

夏某，女，26 岁，妊娠 39 周，急产一活男婴，软产道有撕裂伤。产后第 3 天产妇自诉会阴伤口疼痛，检查 T38.8 ℃，P94 次/分，R22 次/分，Bp110/80 mmHg，伤口红肿，予以头孢西丁抗感染治疗。医嘱：头孢西丁 1.0，肌注，Q8h。头孢西丁过敏试验（－）。

情境任务：请你为夏某进行 1 次头孢西丁肌内注射。

（9）试题编号：T-6-9。

宋某，女，28 岁，因停经 67 天，恶心、呕吐 1 月，加重 3 天入院。停经 50 天时行 B 超示：宫内早孕，单活胎。入院时体格检查：T36.4 ℃，P84 次/分，R18 次/分，Bp120/70 mmHg。心肺听诊无异常，腹平软，无压痛。尿常规结果显示：酮体（＋＋＋）。诊断：妊娠剧吐。医嘱：维生素 $B_1$0.1，肌注，1 次/日。

情境任务：请你为宋某进行 1 次维生素 B_1 肌内注射。

（10）试题编号：T-6-10。

丁某，女，33 岁，于 2014 年 4 月 1 日 21：00 顺产一男婴。4 月 5 日出现乏力、头昏、心悸、气短。实验室检查：血常规示 RBC2.05×10^{12}/L，Hb72g/L。血清叶酸值正常，血清维生素 B_{12}值＜90pg/ml，提示维生素 B_{12}缺乏。诊断：巨幼红细胞性贫血（中度）。医嘱：维生素 B_{12} 0.5 mg，肌注，1 次/日。

情境任务：请你为丁某进行 1 次维生素 B_{12}肌内注射。

（11）试题编号：T-6-11。

易某，女，29 岁。该孕妇现停经 60 天，今日出现少量阴道流血来就诊。诊断：先兆流产。嘱孕妇休息。医嘱：黄体酮 20 mg，肌注，2 次/日。

情境任务：请你为易某进行 1 次黄体酮肌内注射。

2. 实施条件

表 J-1-6-1　肌内注射(成人)基本实施条件

类　型	肌内注射(成人)基本实施条件	备　注
场地	(1)模拟病房;(2)模拟治疗室;(3)处置室	
资源	(1)病床;(2)志愿者(主考学校随机指定);(3)处置室设有洗手设备、注射器输液器回收桶、生活垃圾桶、医用垃圾桶、锐器盒、器械浸泡桶;(4)屏风	
用物	(1)无菌纱布;(2)无菌盘;(3)砂轮;(4)药物;(5)一次性注射器(根据需要选择合适型号);(6)弯盘;(7)无菌棉签;(8)皮肤消毒剂;(9)手消剂;(10)启瓶器;(11)注射卡;(12)笔;(13)急救盒[必要时用,内备0.1%盐酸肾上腺素1支(1mg/支)、地塞米松1支(5 mg/支)、砂轮和2.5 ml注射器1个]	工作服、帽子、口罩、挂表由主考学校准备
测评专家	每10名学生配备一名考评员,考评员要求具备中级以上职称。	

3. 考核时量

肌内注射:15分钟(其中用物准备5分钟,操作10分钟)。

4. 评价标准

表 J-1-6-2　肌内注射(成人)考核评分标准

考核内容		考核点及评分要求	分值	扣分	得分	备注
评估及准备 (20分)	孕(产)妇 (9分)	1. 核对医嘱、注射卡	2			
		2. 向孕(产)妇解释并取得合作	3			
		3. 检查孕(产)妇全身情况、心理状况及肢体活动度	2			
		4. 选择合适注射部位	2			
	环境 (2分)	符合配药和注射环境要求,保护隐私	2			
	操作者 (4分)	1. 衣帽整洁,挂表	2			
		2. 洗手/消毒手方法正确,戴口罩	2			
	用物 (5分)	用物准备齐全(少一个扣0.5分,扣完5分为止);逐一对用物进行评估,质量符合要求;按操作先后顺序放置	5			
实施 (60分)	备药 (13分)	1. 核对注射卡、药物	2			
		2. 规范抽吸药液,剂量准确,无污染、无浪费	4			
		3. 再次核对并签名	2			
		4. 请他人核对并签名	2			
		5. 医用垃圾初步处理正确	1			
		6. 及时消毒双手,方法正确;取下口罩	2			
	注射 (40分)	1. 注射前沟通有效,体位准备符合要求	3			
		2. 及时消毒双手,方法正确;戴口罩	2			
		3. 注射部位选择合适,定位方法正确并能口述	7			
		4. 注射前查对,排尽空气	4			
		5. 注射部位皮肤消毒符合要求	3			
		6. 持针方法正确,90°进针,注射一次成功,注射后抽回血	7			
		7. 缓慢推药并口述,询问孕(产)妇感受	7			
		8. 注射完毕快速拔针并按压	2			
		9. 及时处理注射器和针头	2			
		10. 再次核对、记录	2			
		11. 及时消毒双手,方法正确;取下口罩	1			

续表

考核内容		考核点及评分要求	分值	扣分	得分	备注
实施 (60分)	注射后 处理 (7分)	1. 整理床单位,帮助孕(产)妇取舒适体位	1			
		2. 健康教育内容、方式合适,达到预测效果	2			
		3. 医用垃圾初步处理正确	2			
		4. 巡视病房,听取孕(产)妇主诉,及时发现并处理用药后反应	2			
评价 (20分)		1. 遵守原则和规范,无菌观念强,做到了"五个准确"	4			
		2. 动作轻柔,运用无痛注射技术	4			
		3. 沟通有效,孕(产)妇合作、满意,相关知识指导到位	4			
		4. 仪表举止优美,关爱孕(产)妇	4			
		5. 在规定时间内完成,每超过1分钟扣1分	4			
总分			100			

5. 评价指南

①按照《肌内注射(成人)操作考核评分标准》进行评分。

②肌内注射(成人)前应仔细核对医嘱,需要进行过敏试验的药物则要核对过敏试验结果;向孕(产)妇及家属合理解释用药目的以及可能出现的不良反应,消除孕(产)妇及家属对用药的顾虑;规范备药,有可能出现过敏反应的药物应带急救盒;肌内注射时严格遵守无菌技术操作原则,定位正确,皮肤消毒规范;动作轻柔,深度合适,推药缓慢,做到无痛注射;注射过程中与孕(产)妇进行有效沟通,了解其主观感受,及时、正确处理不适反应;注射后交代注意事项的内容和方法合适;有可能出现过敏反应的药物在注射后应继续观察15分钟。

考核技能点7:氧气吸入疗法(氧气筒)(考核技能点编号:J-1-7)

1. 任务描述

(1)试题编号:T-7-1。

刘某,女,35岁,孕2产1。因停经39周,阴道流液12小时于2014年6月12日9:00入院。入院后体格检查:T36.1 ℃,P78次/分,R18次/分,Bp114/80 mmHg。产科检查:宫高35 cm,腹围94 cm,胎方位LOA,无宫缩,胎心率140次/分。骨盆外测量各径线正常。阴道检查:宫颈管消50%,宫口未开,S-3。阴道口见清亮羊水流出。孕妇于6月12日21:00左右出现规律宫缩30″/5′~6′,孕妇感轻微胸闷、气促。医嘱:吸氧,2升/分,立即!

情境任务:请你为刘某给氧。刘某上氧1小时后胸闷、气促明显缓解,医嘱:停氧。请你为刘某停止氧气吸入。

(2)试题编号:T-7-2。

陈某,女,27岁,初产妇。因停经39周,规律宫缩16小时入院。体查:T36.6 ℃,P88次/分,R20次/分,Bp118/70 mmHg。心肺听诊无异常。产科检查:宫高34 cm,腹围96 cm,头先露,已入盆,可扪及规律宫缩,40″/3′,胎心率170次/分。骨盆外测量正常。阴道检查:宫口开大5 cm,S+1。胎心监护提示胎心基线170次/分,为反应型。医嘱:吸氧,2升/分,立即!

情境任务:请你为陈某给氧。陈某上氧半小时后胎心基线 155 次/分,检查宫口开全。予停止上氧,送产妇入产房。请你为陈某停止氧气吸入。

(3)试题编号:T-7-3。

杨某,女,34 岁,孕 3 产 1。因停经 36 周,伴头晕、头痛 3 天入院。孕妇末次月经 2014 年 3 月 22 日,孕期常规产前检查无异常。2 周前产前检查测血压 138/90 mmHg,医生嘱其注意休息。今日又来院行产前检查,孕妇自述头晕、头痛 3 天,胎动正常。体格检查:Bp162/100 mmHg,宫高 32 cm,腹围 90 cm,头先露,未入盆,未扪及宫缩,胎心率 142 次/分。辅助检查:尿常规:尿蛋白(+++),门诊收住院治疗。入院诊断:妊娠期高血压疾病:子痫前期(重度)。医嘱:吸氧,2 升/分,3 次/日。

情境任务:请为杨某给氧 1 次。

(4)试题编号:T-7-4。

肖某,女,28 岁,孕 1 产 0。现因停经 36 周,胎动频繁半天来院。行胎心监护了解胎儿宫内情况,显示胎心率波动于 165~170 次/分之间,无反应型。予上氧半小时后复查胎心监护。医嘱:吸氧,2 升/分,30 分钟。

情境任务:请你为肖某给氧。

(5)试题编号:T-7-5。

徐某,女,33 岁,孕 2 产 0。因停经 30 周,不规律下腹胀痛伴血性分泌物 1 天就诊。孕妇自述 1 天前无明原因出现下腹胀痛,不规则,阴道排出少许血性白带。门诊 B 超检查:宫内晚期妊娠,单活胎。诊断:先兆早产。收入院治疗。孕妇入院后,予抑制宫缩治疗。医嘱:吸氧,2 升/分,20 分钟,2 次/日。

情境任务:请你为徐某给氧 1 次。

(6)试题编号:T-7-6。

江某,女,27 岁,孕 1 产 0。因停经 40 周,规律下腹痛 1 小时入院。体查:T37.1 ℃,P88 次/分,R20 次/分,Bp126/70 mmHg。神清,心肺检查无异常。产科检查:宫高 35 cm,腹围 94 cm,头先露,未入盆,可扪及规律宫缩,30″/5′~6′,胎心率 140 次/分。阴道检查:宫颈管已消,宫口开大 1 cm,S-3。临产后,产妇精神较紧张,进食差。临产 17 小时后再次进行阴道检查:宫口开大 3 cm,胎心率 165 次/分。医嘱:吸氧 30 分钟,4 升/分。

情境任务:请你为江某给氧。

(7)试题编号:T-7-7。

周某,女,29 岁,孕 2 产 1。因停经 35 周,头晕、乏力 1 周入院。定期产前检查无异常,1 月前血常规检查提示轻度贫血,未进行特殊治疗。1 周前孕妇开始出现头晕、乏力,逐渐加重,遂来院就诊。体格检查:T36.8 ℃,P82 次/分,R20 次/分,Bp130/80 mmHg。产科检查:宫高 32 cm,腹围 90 cm,头先露,未入盆,未扪及宫缩,胎心率 140 次/分。辅助检查:血常规显示 Hb74g/L。入院诊断:妊娠合并中度贫血。医嘱:吸氧,2 升/分,20 分钟,2 次/日。

情境任务:请你为周某给氧 1 次。

(8)试题编号:T-7-8。

赵某,女,27 岁,孕 1 产 0。停经 62 天,恶心、频繁呕吐 1 周入院。孕妇自述既往体健,月经周期规律。停经 45 天时行 B 超检查示:宫内早孕,胚胎存活。同时出现恶心、呕吐等早孕反应,1 周前进食进水困难,并伴频繁呕吐,孕妇诉心悸、胸闷。入院诊断:妊娠剧吐。医嘱:吸氧,2 升/分。

情境任务:请你为赵某给氧。4 小时后赵某心悸缓解,P94 次/分,R20 次/分。医嘱:停氧。请你为赵某停止氧气吸入。

2. 实施条件

表 J-1-7-1　氧气吸入疗法(氧气筒)基本实施条件

类　型	氧气吸入疗法(氧气筒)基本实施条件	备　注
场地	(1)模拟病房;(2)处置室	
资源	(1)床单位;(2)志愿者(主考学校准备);(3)挂有"四防"和"有氧"标志的氧气筒;(4)处置室设有洗手设备、氧气鼻导管回收桶、生活垃圾桶、医用垃圾桶、器械浸泡桶;(5)屏风	
用物	(1)氧气表;(2)湿化瓶(内盛1/3～1/2灭菌水或20％～30％乙醇);(3)一次性双腔鼻导管(或一次性单腔鼻导管);(4)治疗碗(内盛通气管和无菌纱布若干);(5)小药杯(内盛冷开水);(6)无菌棉签;(7)笔;(8)手电筒;(9)剪刀;(10)扳手;(11)输氧卡;(12)手消剂;(13)病历本	工作服、帽子、口罩、挂表由主考学校准备
测评专家	每 10 名学生配备一名考评员,考评员要求具备中级以上职称。	

3. 考核时量

氧气吸入疗法(氧气筒):15 分钟(其中用物准备 5 分钟,操作 10 分钟)。

4. 评价标准

表 J-1-7-2　氧气吸入疗法(氧气筒)考核评分标准

考核内容		考核点及评分要求	分值	扣分	得分	备注
评估及准备 (20分)	孕(产)妇 (9分)	1. 核对医嘱、输氧卡	2			
		2. 向孕(产)妇解释并取得合作	3			
		3. 检查鼻腔情况	2			
		4. 取合适体位	2			
	环境 (2分)	符合用氧要求	2			
	操作者 (4分)	1. 衣帽整洁,挂表	2			
		2. 洗手/消毒手方法正确,戴口罩	2			
	用物 (5分)	用物准备齐全(少一个扣 0.5 分,扣完 5 分为止);逐一对用物进行评估,质量符合要求;按操作先后顺序放置;氧气筒放置安全,标识悬挂正确	5			
实施 (60分)	装表 (17分)	1. 核对解释,取得同意	2			
		2. 氧气表安装正确,动作迅速;氧气流出通畅,无漏气	10			
		3. 孕(产)妇未受干扰	2			
		4. 湿化瓶内溶液种类及溶液量符合要求	3			

续表

考核内容		考核点及评分要求	分值	扣分	得分	备注
实施（60分）	给氧（21分）	1. 操作前沟通有效,体位准备符合要求	2			
		2. 清洁鼻腔动作轻柔、手法正确	1			
		3. 鼻导管紧密,流量适宜	2			
		4. 插管前沟通良好,孕(产)妇无不适	2			
		5. 鼻导管固定美观、牢固	2			
		6. 观察及询问孕(产)妇用氧反应	3			
		7. 记录给氧的流量及时间	2			
		8. 及时整理床单位,帮助孕(产)妇取舒适体位	1			
		9. 及时消毒双手,方法正确;取下口罩	2			
		10. 健康教育到位	2			
		11. 医用垃圾初步处理正确	2			
	观察（4分）	巡视病房,听取孕(产)妇主诉,观察给氧装置的性能及氧气流出情况	4			
	停氧（13分）	1. 核对医嘱,解释到位,取得孕(产)妇合作	3			
		2. 及时消毒双手,方法正确;戴口罩	2			
		3. 停氧方法正确,记录及时	3			
		4. 孕(产)妇安置妥当	1			
		5. 及时消毒双手,方法正确;取下口罩	2			
		6. 健康教育到位	2			
	卸表（5分）	1. 卸表方法正确,物品放置有序	3			
		2. 医用垃圾初步处理正确	2			
评价（20分）		1. 动作迅速、操作规范、安全,缺氧症状有效缓解	4			
		2. 评估及准备工作到位,操作过程流畅	4			
		3. 沟通有效,孕(产)妇合作、满意、安全用氧知识指导到位	4			
		4. 仪表举止优美,关爱孕(产)妇	4			
		5. 在规定时间内完成,每超过1分钟扣1分	4			
总分			100			

5. 评价指南

①按照《氧气吸入疗法(氧气筒)操作考核评分标准》进行评分。

②氧气吸入疗法(氧气筒)操作前应帮助孕(产)妇采取合适卧位,简要解释给氧的目的,缓解紧张情绪,对吸氧的环境和用物认真评估;上氧时动作应轻快,先调节流量后插管;插管时关心孕(产)妇,随时了解其感受和不适情况;根据医嘱和产妇适应情况调节合适的氧流量,给氧过程中加强巡视,听取孕(产)妇的主诉,评估给氧的效果;停氧前应解释停氧的目的,取得配合;停氧时先拔管后关总开关和流量开关,停氧后根据孕(产)妇当时的情况进行简单健康指导。

考核技能点 8:生命体征测量(成人)(考核技能点编号:J-1-8)

1. 任务描述

(1)试题编号:T-8-1。

彭某,女,28岁,因妊娠39周,临产入院。产程进展顺利,临产12小时后经阴道分娩一活男婴,新生儿体重 3000 克,Apgar 评分 1 分钟 10 分。产后常规留产妇在产房内观察 2 小时,监测生命体征、子宫收缩剂及阴道出血情况。

情境任务:请你为彭某测量生命体征 1 次。

(2)试题编号:T-8-2。

杨某,女,25 岁,孕 3 产 0。因停经 37 周,无痛性阴道流血 1 小时入院。孕妇末次月经 2014 年 5 月 16 日,停经 1^+ 月出现恶心、呕吐等早孕反应,3 月后自行消失,孕 4 月感胎动至今。定期产前检查未发现异常。停经 30 周时 B 超检查提示中央性前置胎盘。3 小时前产妇无明显诱因出现阴道流血,约 200 ml,无下腹阵痛,自诉胎动正常。入院诊断:1. 孕 3 产 0 宫内妊娠 37 周,LOA,单活胎;2. 中央性前置胎盘。

情境任务:作为该产妇的责任护士,请你为杨某测量入院时的生命体征。

(3)试题编号:T-8-3。

陈某,女,28 岁,孕 2 产 1。因停经 37 周,下腹阵痛 4 小时入院。孕妇末次月经 2014 年 8 月 20 日,停经后无明显恶心、呕吐等早孕反应,孕 4 月感胎动至今。定期产前检查无异常。产科检查:宫高 35 cm,腹围 94 cm,可扪及宫缩 $35''/4'\sim5'$,臀先露,已入盆,胎心率 142 次/分。阴道检查:宫颈管已消,宫口开大 4 cm,S+1。入院诊断:孕 2 产 1 宫内妊娠 37 周,LSA,单活胎。

情境任务:作为陈某的责任护士,请你为陈某进行入院时的生命体征测量。

(4)试题编号:T-8-4。

周某,女,29 岁,孕 1 产 0。妊娠 40 周临产入院,于 2014 年 3 月 17 日 9:00 因"巨大儿"行剖宫产术娩出一女婴,新生儿出生后 Apgar 评分 1 分钟 9 分,体重 4200g。术毕回病房,长期医嘱:监测体温、脉搏、呼吸、血压,每 30 分钟一次。

情境任务:请你为周某测量生命体征 1 次。

(5)试题编号:T-8-5。

付某,女,29 岁,孕 1 产 0。因宫内妊娠 40 周,临产入院。胎儿娩出后出血较多,检查有软产道裂伤,立即缝合,产妇留产房观察 2 小时,监测生命体征、子宫收缩剂及阴道出血情况。

情境任务:请你在产后 1 小时为付某测量生命体征。

(6)试题编号:T-8-6。

邹某,女,28 岁,孕 1 产 0。因停经 38 周,胸闷、气促 3 天于 2014 年 4 月 18 日 22:00 入院。既往有风心病二尖瓣狭窄病史,医嘱:测体温、脉搏、呼吸、血压,每 4 小时一次。入院时体格检查:T36.7 ℃,P96 次/分,心率 112 次/分,R27 次/分,Bp120/70 mmHg。

情境任务:入院后第二天上午 10:00,请你为邹某进行生命体征测量。

(7)试题编号:T-8-7。

赵某,女,33 岁,因停经 33^{+2} 周,头晕、心悸 1 周入院。有高血压家族史。体格检查:T36.6 ℃,P95 次/分,R20 次/分,Bp162/90 mmHg。心肺听诊无异常,水肿(+++)。产科检查:宫高 30 cm,腹围 98 cm,未扪及宫缩,头先露,未入盆,胎心率 145 次/分。辅助检查:

尿常规显示尿蛋白（＋＋＋）。以"重度子痫前期"收住院。

情境任务：作为赵某的责任护士，请你为她测量入院时的生命体征。

(8)试题编号：T-8-8。

黄某，女，35岁，孕1产0，因停经28周，活动后头晕半小时来院检查。产科检查：宫底脐上三指，未扪及宫缩，胎心率145次/分。

情境任务：请你为黄某进行生命体征测量。

2. 实施条件

表 J-1-8-1　生命体征测量（成人）基本实施条件

类　型	生命体征测量（成人）基本实施条件	备　注
场地	(1)模拟病房；(2)处置室	
资源	(1)病床；(2)志愿者（主考学校准备）；(3)处置室设有洗手设备、生活垃圾桶、医用垃圾桶、体温计浸泡盒、器械浸泡桶；(4)屏风	
用物	(1)治疗盘内备清洁干燥的容器放已消毒的体温计；(2)盛有消毒液的容器（放使用过的体温计）；(3)血压计；(4)听诊器；(5)棉花；(6)弯盘；(7)笔；(8)手消剂；(9)一次性袖带垫巾；(10)病历本；(11)卫生纸	工作服、帽子、挂表由主考学校准备
测评专家	每10名学生配备一名考评员，考评员要求具备中级以上职称。	

3. 考核时量

生命体征测量（成人）：15分钟（其中用物准备5分钟，操作10分钟）。

4. 评价标准

表 J-1-8-2　生命体征测量（成人）考核评分标准

考核内容		考核点及评分要求	分值	扣分	得分	备注
评估及准备（20分）	孕（产）妇（9分）	1. 核对孕（产）妇个人信息到位	2			
		2. 解释并取得合作	3			
		3. 评估孕（产）妇全身情况、局部皮肤粘膜状况及有无影响生命体征测量结果的因素	2			
		4. 体位合适	2			
	环境（2分）	符合生命体征测量要求	2			
	操作者（4分）	1. 衣帽整洁，挂表	2			
		2. 洗手/消毒手方法正确，戴口罩	2			
	用物（5分）	用物准备齐全（少一个扣0.5分，扣完5分为止）；逐一对用物进行评估，质量符合要求；按操作先后顺序放置	5			
实施（60分）	测量体温（10分）	1. 再次核对个人信息并进行有效沟通，体位准备符合要求	2			
		2. 选择体温测量方法合适，指导正确，孕（产）妇安全	4			
		3. 测温时间符合要求	2			
		4. 读数准确、记录及时	2			

续表

考核内容		考核点及评分要求	分值	扣分	得分	备注
实施 (60分)	测量 脉搏 (10分)	1. 沟通有效,孕(产)妇放松,手臂置于舒适位置	2			
		2. 测量方法、时间正确	4			
		3. 脉率值记录正确	2			
		4. 异常脉搏判断正确,处理及时	2			
	测量 呼吸 (8分)	1. 沟通有效,孕(产)妇放松	2			
		2. 测量方法、时间正确	2			
		3. 呼吸记录正确	2			
		4. 异常呼吸判断正确,处理及时	2			
	测量 血压 (20分)	1. 沟通有效,体位准备符合要求	2			
		2. 袖带缠绕部位正确,松紧度适宜	2			
		3. 听诊器胸件放置位置恰当	2			
		4. 充气量合适	2			
		5. 放气速度适宜	3			
		6. 血压读数准确	3			
		7. 血压计初步处理方法正确,一次性垫巾处理正确	3			
		8. 协助孕(产)妇取舒适卧位,整理床单位	3			
	测量后 处理 (12分)	1. 及时消毒双手,方法正确,取下口罩	3			
		2. 告知测量结果,并合理解释,血压值记录正确	4			
		3. 健康教育到位	3			
		4. 医用垃圾初步处理正确	2			
评价 (20分)		1. 操作规范,动作熟练,关爱孕(产)妇	5			
		2. 测量结果准确,解释合理,健康教育到位	5			
		3. 沟通有效,态度和蔼,孕(产)妇合作、满意	5			
		4. 在规定时间内完成,每超过1分钟扣1分	5			
总分			100			

5. 评价指南

①按照《生命体征测量(成人)操作考核评分标准》进行评分。

②生命体征测量(成人)操作前应简单向孕(产)妇及家属解释生命体征测量的目的,评估目前状况是否适合测量;测量时体位和测量方式选择合适,有脉搏短绌者需要两人同时测量;动作轻柔,关心体贴孕(产)妇,读数准确,血压测量时袖带缠绕位置恰当,松紧适宜,听诊器胸件至于合适位置,充气、放气缓慢;测量后准确读数,合理解释结果,并根据孕(产)妇当时状况进行针对性的健康指导。

考核技能点 9:无菌技术操作(考核技能点编号:J-1-9)

1. **任务描述**

(1)试题编号:T-9-1。

董某,女,27岁,孕1产0。因停经40周,规律下腹胀痛2小时入院。入院后顺产一活女婴,新生儿出生后Apgar评分1分钟10分,体重3200g。产妇和新生儿无母乳喂养禁忌症。新生儿出生后第3天,沐浴时发现脐部红肿伴有少许淡黄色分泌物。医嘱:新生儿脐部护理一次。

情境任务:请你准备新生儿脐部护理用的无菌盘(单巾铺盘)。

(2)试题编号:T-9-2。

袁某,女,27岁,孕1产1。3天前因"臀位"剖宫产取出一活男婴。今日查房:T38.2℃,P70次/分,R18次/分,Bp100/60 mmHg。双乳胀,可扪及硬块,能挤出多量乳汁。宫底脐下三指,子宫硬。剖宫产伤口纱布渗湿,伤口稍红,有少量淡黄色渗出液。恶露鲜红色,量中等。医嘱:剖宫产切口换药1次。

情境任务:请你为医师准备伤口换药用的无菌盘(双巾铺盘)。

(3)试题编号:T-9-3。

赵某,32岁,女,停经25周。孕妇因"急性阑尾炎"于2014年4月25日行阑尾切除术。今日术后第二天,手术切口有淡红色渗液需换药。

情境任务:请你为医师准备手术切口换药用的无菌盘(双巾铺盘)。

(4)试题编号:T-9-4。

周某,女,28岁,因"第二产程延长、会阴水肿"于2014年4月18日11:00行会阴侧切术助娩一活女婴,新生儿出生后Apgar评分1分钟8分,5分钟10分。体重3700g,身长50 cm,皮肤红润。产妇、新生儿无母乳喂养禁忌症。产后第4天,产妇要求出院,检查会阴伤口愈合好,表面干燥。医嘱:会阴切口拆线。

情境任务:请你准备会阴拆线用的无菌盘(双巾铺盘)。

(5)试题编号:T-9-5。

冯某,女,24岁,孕1产0。停经38周,阵发性下腹胀痛3.5小时入院。入院后13小时行会阴侧切术助娩一活女婴。新生儿出生后情况良好。胎盘胎膜娩出完整。产妇、新生儿无母乳喂养禁忌症。产后15天,冯某右侧小腿出现一个脓肿,波动感明显,已在局麻下行脓肿切开引流术。术后第1天,切口敷料被渗液浸湿,来医院换药。

情境任务:请你准备伤口换药用的无菌盘(单巾铺盘)。

2. 实施条件

表 J-1-9-1　无菌技术操作基本实施条件

类　型	无菌技术操作基本实施条件	备　注
场地	(1)模拟病房;(2)模拟治疗室;(3)处置室	
资源	(1)治疗台;(2)处置室设有洗手设备、生活垃圾桶、医用垃圾桶、器械浸泡桶、布类回收桶	
用物	(1)无菌持物钳及筒;(2)无菌敷料缸(内备纱布);(3)无菌巾包;(4)无菌治疗碗包;(5)无菌有盖方盘(内盛血管钳、镊子);(6)弯盘;(7)纸和笔;(8)清洁治疗盘;(9)无菌溶液及启瓶器;(10)无菌棉签;(11)消毒液;(12)手消剂	工作服、帽子、口罩、挂表由主考学校准备
测评专家	每10名学生配备一名考评员,考评员要求具备中级以上职称。	

3. 考核时量

无菌技术操作:单巾铺盘11分钟(其中用物准备5分钟,操作6分钟);

双巾铺盘 13 分钟(其中用物准备 5 分钟，操作 8 分钟)。

4．评价标准

表 J-1-9-2　无菌技术(单巾铺盘)操作考核评分标准

考核内容		考核点及评分要求	分值	扣分	得分	备注
评估及准备(20分)	环境(4分)	环境符合无菌技术操作要求	4			
	操作者(6分)	1. 衣帽整洁，修剪指甲，挂表	3			
		2. 洗手／消毒手方法正确，戴口罩	3			
	用物(10分)	用物准备齐全(少一个扣 0.5 分，扣完 10 分为止)；逐一对用物进行评估，质量符合要求；按操作先后顺序放置	10			
实施(60分)	取无菌巾(8分)	1. 治疗盘位置合适，再次评估无菌巾包	2			
		2. 打开无菌巾包方法正确，系带不接触包布内面，手不跨越无菌区	2			
		3. 打开无菌巾，无污染；铺无菌巾方法正确	2			
		4. 打开上层无菌巾，扇形折叠，无污染，无菌面向上	2			
	递无菌治疗碗(8分)	1. 再次评估无菌治疗碗包，打开无污染	4			
		2. 递无菌治疗碗符合无菌技术操作原则要求，包布不接触无菌巾的无菌面	3			
		3. 包布放置妥当	1			
	倒无菌溶液(26分)	1. 再次评估无菌溶液	2			
		2. 开铝盖动作迅速，消毒瓶塞边缘与瓶口接缝处方法正确	4			
		3. 取无菌纱布无污染	3			
		4. 开瓶塞无污染，瓶塞保持向下	4			
		5. 冲洗瓶口；倒无菌溶液于无菌治疗碗内，高度合适，溶液无溅出，无污染，不跨越无菌区	10			
		6. 及时盖好瓶塞，取下纱布	3			
	取无菌物品(5分)	根据需要取其他无菌物品放于无菌盘内，无污染，不跨越无菌区	5			
	盖无菌巾(5分)	1. 盖好无菌巾，边缘对合整齐，区域无交叉	3			
		2. 按原折痕包好无菌巾包	2			
	操作后处理(8分)	1. 记录开包日期和时间，铺无菌盘日期和时间，签名	3			
		2. 记录无菌溶液开瓶日期和时间，签名	2			
		3. 垃圾初步处理正确	2			
		4. 及时消毒双手，方法正确；取下口罩	1			
评价(20分)		1. 坚持无菌技术操作原则，无菌观念强	3			
		2. 操作规范，流程熟练，动作优美	2			
		3. 突发事件处理得当	2			
		4. 跨越无菌区一次扣 2 分，污染一次扣 5 分，无菌物品掉地上或其他严重污染及时更换扣 10 分，无菌物品严重污染不更换继续使用则考核为"不合格"	10			
		5. 在规定时间内完成，每超过 1 分钟扣 1 分	3			
总分			100			

表 J-1-9-3　无菌技术(双巾铺盘)操作考核评分标准

考核内容		考核点及评分要求	分值	扣分	得分	备注
评估及准备(20分)	环境(4分)	环境符合无菌技术操作要求	4			
	操作者(6分)	1. 衣帽整洁,修剪指甲,挂表	3			
		2. 洗手/消毒手方法正确,戴口罩	3			
	用物(10分)	用物准备齐全(少一个扣0.5分,扣完10分为止);逐一对用物进行评估,质量符合要求;按操作先后顺序放置	10			
实施(60分)	取无菌巾(7分)	1. 治疗盘位置合适,再次评估无菌巾包	2			
		2. 打开无菌巾包方法正确,系带不接触包布内面,手不跨越无菌区	2			
		3. 打开无菌巾,铺无菌巾方法正确,无污染	3			
	递无菌治疗碗(8分)	1. 再次评估无菌治疗碗包,打开无污染	4			
		2. 递无菌治疗碗,符合无菌技术操作原则要求,包布不接触无菌巾的无菌面	3			
		3. 包布放置妥当	1			
	倒无菌溶液(26分)	1. 再次评估无菌溶液	2			
		2. 开铝盖动作迅速,消毒瓶塞边缘与瓶口接缝处方法正确	4			
		3. 取无菌纱布无污染	3			
		4. 开瓶塞无污染,瓶塞保持向下	4			
		5. 冲洗瓶口;倒无菌溶液于无菌治疗碗内,高度合适,溶液无溅出,无污染,不跨越无菌区	10			
		6. 及时盖好瓶塞,取下纱布	3			
	取无菌物品(5分)	1. 根据需要取其他无菌物品放于无菌盘内,无污染,不跨越无菌区	5			
	盖无菌巾(6分)	1. 再次开无菌巾包无污染,取无菌巾及打开、铺巾方法正确,两块无菌巾边缘对合整齐,反折方法正确,区域无交叉	5			
		2. 无菌巾包布放置妥当	1			
	操作后处理(8分)	1. 记录开包日期和时间,铺无菌盘日期和时间,签名	2			
		2. 记录无菌溶液开瓶日期和时间,签名	3			
		3. 医用垃圾初步处理正确	2			
		4. 及时消毒双手,方法正确;取下口罩	1			
评价(20分)		1. 坚持无菌技术操作原则,无菌观念强	3			
		2. 操作规范,流程熟练,动作优美	2			
		3. 突发事件处理得当	2			
		4. 跨越无菌区一次扣2分,污染一次扣5分,无菌物品掉地上或其他严重污染及时更换扣10分,无菌物品严重污染不更换继续使用则考核为"不合格"	10			
		5. 在规定时间内完成,每超过1分钟扣1分	3			
总分			100			

5. 评价指南

①按照《无菌技术操作考核评分标准》进行评分。

56

②无菌技术操作前应根据情境任务要求准备合适的用物;操作过程中能够正确区分无菌区、清洁区和污染区,按照指定要求的铺盘方法进行操作,正确处理操作中各种突发情况;操作后按要求分类处理用物。操作过程中若操作者出现严重污染情况(如无菌物品掉地上、戴好手套前未打开无菌区、无菌手套有破损等),发生1次能正确处理者扣10分,发生2次均能够正确处理或者出现严重污染不能正确处理者则考核结果为不合格。

考核技能点 10:成人徒手心肺复苏(考核技能点编号:J-1-10)

1. **任务描述**

(1)试题编号:T-10-1。

王某,女,27岁,今日因停经37周入院。孕妇既往有"二尖瓣狭窄",近一月活动后感心悸、气促,休息后缓解。入院2小时后行剖宫产分娩一活女婴。胎儿及胎盘娩出后患者诉胸闷明显,体格检查:P120次/分,R28次/分,Bp85/55 mmHg,双肺可闻及湿啰音。诊断为:急性左心衰。在抢救过程中产妇突然出现心跳、呼吸骤停。

情境任务:请你为王某行徒手心肺复苏。

(2)试题编号:T-10-2。

刘某,女,35岁,2014年8月16日在某超市购物时突然晕倒在地,呼吸心跳骤停,假设你是现场目击者。

情境任务:请你为刘某行徒手心肺复苏。

(3)试题编号:T-10-3。

陈某,女,26岁,孕3产0。停经39周,突然阴道出血伴腹痛1小时急诊入院。平时月经规律5/28天。2年来人工流产2次,此次妊娠9周时出现少量阴道出血,保胎治疗一周后好转。孕20周时感有胎动,产前检查血压正常,肝肾功能正常,尿常规正常。1小时前因车祸腹部受到撞击出现阴道出血伴腹痛。体查:T36.8 ℃,P120次/分,R30次/分,Bp50/20 mmHg。产科检查:宫高34 cm,腹围96 cm,头先露,未入盆。胎心监护提示晚期减速。立即建立静脉通道补充血容量,并行剖宫产术。抢救过程中产妇突然出现心跳、呼吸骤停。

情境任务:请你为陈某行徒手心肺复苏。

(4)试题编号:T-10-4。

许某,女,29岁,孕2产0。现停经37周,阵发性下腹胀痛3小时入院。体格检查:T36.6 ℃,P124次/分,R25次/分,Bp80/45 mmHg。产科检查:宫高34 cm,胎方位LOA,头浮,胎心音152次/分,宫缩50″/1′,强,产妇感腹痛剧烈,子宫体部平脐处凹陷,产妇烦躁不安。拟行急诊剖宫产术。在行术前准备时,产妇突然呼吸、心跳停止。

情境任务:请你为许某行徒手心肺复苏。

(5)试题编号:T-10-5。

李某,女,24岁,因车祸导致头颈部外伤、失血性休克1小时急诊入院,在抢救过程中,患者突然意识丧失,面色苍白,脉搏、血压均测不出,心音消失,呼吸停止。

情境任务:请你为李某进行徒手心肺复苏。

(6)试题编号:T-10-6。

刘某,女,33岁,因停经36周,头晕头痛2周,剧烈腹痛3小时就诊。孕妇因近2周出现双下肢浮肿伴头疼、视物模糊曾在产科门诊就诊,体查:Bp160/110 mmHg,尿常规检查蛋白(＋＋＋),未见颗粒管型及红细胞。医师建议孕妇住院治疗遭拒绝。产妇3小时前突然出现剧烈腹痛伴阴道流血急诊入院。入院检查心跳、呼吸停止。

情境任务:请你为刘某行徒手心肺复苏。

2. 实施条件

表 J-1-10-1　徒手心肺复苏基本实施条件

类 型	成人徒手心肺复苏基本实施条件	备 注
场地	急救现场	
资源	(1)心肺复苏模型;(2)床单位;(3)硬板;(4)治疗车;(5)抢救车	
用物	无菌纱布或手帕	工作服、帽子均由主考学校准备
测评专家	每10名学生配备一名考评员,考评员要求具备中级以上职称。	

3. 考核时量

徒手心肺复苏:8分钟(其中用物准备3分钟,操作5分钟)。

4. 评价标准

表 J-1-10-2　徒手心肺复苏考核评分标准

考核内容		考核点及评分要求	分值	扣分	得分	备注
评估及准备(20分)	患者(10分)	1. 评估患者意识、呼吸和大动脉搏动情况,在规定时间内完成	5			
		2. 呼救	5			
	环境(2分)	现场环境符合复苏要求	2			
	操作者(3分)	衣帽整洁,戴好口罩、帽子	3			
	用物(5分)	用物准备齐全(少一个扣1分,扣完5分为止)	5			
实施(60分)	患者体位准备(3分)	1. 患者体位正确	1			
		2. 解开衣扣,松解腰带,在规定时间内完成	2			
	胸外心脏按压(10分)	1. 胸外按压定位准确	2			
		2. 按压手法正确	4			
		3. 按压深度合适	2			
		4. 连续按压30次	2			
	保持呼吸道通畅(7分)	1. 开放气道方法正确,未对患者造成进一步伤害	3			
		2. 检查呼吸道,清除分泌物、异物方法正确、有效	4			

续表

考核内容		考核点及评分要求	分值	扣分	得分	备注
实施 (60分)	人工呼吸 (5分)	1. 吹气方法正确	2			
		2. 吹气量达到要求,在10秒钟内完成2次人工呼吸	3			
	连续操作 (25分)	1. 胸外心脏按压与人工通气比例正确	5			
		2. 连续操作5个周期,在规定时间内完成	20			
	判断复苏 效果 (5分)	判断复苏效果方法正确,在规定时间内完成	5			
	复苏后 处理 (5分)	1. 整理患者,口述进一步生命支持	3			
		2. 清理用物,医用垃圾分类处理	2			
评价 (20分)		1. 急救意识强,动作迅速,操作规范	5			
		2. 态度严谨,突发事件处理合适	5			
		3. 沟通有效,解释合理	5			
		4. 复苏有效	5			
总分			100			

5. 评价指南

①按照《徒手心肺复苏操作考核评分标准》进行评分。

②心肺复苏前迅速评估患者意识、呼吸及颈动脉搏动情况,按压部位、频率、深度正确,清理呼吸道迅速、有效,保持气道开放,吹气量和吹气方法正确,按压与通气比例正确,在5个循环内能有效复苏。若复苏不成功则考核结果为不合格。

模块二:专业核心技能

考核技能点 11:骨盆外测量(考核技能点编号:J-2-1)

1. **任务描述**

(1)试题编号:T-11-1。

王某,女,28岁,孕1产0。停经29周来院常规行产前检查。体查:T36.5 ℃,P80次/分,R18次/分,Bp120/75 mmHg。心肺检查未发现异常。腹隆,未扪及宫缩,胎心率155次/分。胎儿B超检查显示:宫内晚孕,单活胎。

情境任务:请你为王某行骨盆外测量。

(2)试题编号:T-11-2。

陈某,女,32岁,孕1产0。因停经36周,下腹胀痛5小时入院。孕妇今日因劳累后出现下腹胀痛并逐渐加重,无阴道流液,胎动正常。产科检查:腹隆,可扪及规则宫缩,30″/5′~6′。胎心率145次/分,律齐。阴道检查:宫颈管已消,宫口开大2 cm,头先露,S-1。B超检查:宫内晚期妊娠,单活胎。目前诊断:早产临产。产妇要求经阴道分娩。

情境任务:请你为陈某行骨盆外测量。

(3)试题编号:T-11-3。

肖某,女,25 岁,初产妇,现停经 39 周。孕妇于 2013 年 2 月 20 日凌晨两点开始出现下腹痛,于 3:00 左右入院。体查:T36.3 ℃,P82 次/分,R18 次/分,Bp100/60 mmHg。腹隆,宫高 35 cm,腹围 100 cm,头先露,已入盆,可扪及规律宫缩,30″/5′。胎心率 130 次/分,律齐。阴道检查:宫颈管已消,宫口开大 1 cm,先露 S-2,胎膜未破。坐骨棘不突,尾骨不翘。产妇要求阴道分娩。

情境任务:请你为肖某行骨盆外测量。

(4)试题编号:T-11-4。

杨某,女,29 岁,孕 1 产 0。因停经 39 周,阴道少量血性分泌物 2 小时就诊。孕妇既往月经规律,末次月经 2012 年 5 月 12 日,停经后无恶心、乏力等不适。孕 4⁺月感胎动并持续至今。孕妇曾于孕 25 周时在当地乡卫生院产前检查一次,自诉未发现异常,此后一直未行产前检查。今日上午出现阴道少量血性分泌物,无腹痛及阴道流液等不适。体查:T36.3 ℃,P86 次/分,R18 次/分,Bp110/70 mmHg。腹隆如足月妊娠大小,双下肢水肿(+)。孕妇希望能经阴道分娩。

情境任务:请你为杨某行骨盆外测量。

(5)试题编号:T-11-5。

郑某,女,25 岁,孕 2 产 0。因停经 38 周,出现不规律下腹胀痛 6 小时入院待产。体查:T36.8 ℃,P90 次/分,R20 次/分,Bp130/80 mmHg。宫高 35 cm,腹围 98 cm,头先露,未入盆,可扪及不规则宫缩,胎心率 148 次/分,律齐。产妇希望能经阴道分娩。

情境任务:请你为郑某行骨盆外测量。

(6)试题编号:T-11-6。

王某,女,35 岁,孕 3 产 0。今日停经 41 周来院检查。孕妇无腹痛、腹胀不适,自觉胎动正常。体查:T36.6 ℃,P92 次/分,R20 次/分,Bp120/75 mmHg。宫高 35 cm,腹围 98 cm,头先露,未入盆,未扪及宫缩,胎心率 148 次/分,律齐。诊断:孕 3 产 0 宫内妊娠 41 周,单活胎。现应选择恰当方式终止妊娠。

情境任务:请你为王某行骨盆外测量。

(7)试题编号:T-11-7。

刘某,女,29 岁,孕 1 产 0。平素月经规律,末次月经 2013 年 6 月 24 日。孕期一直未正规产检。现孕妇妊娠 37 周,因临近预产期来医院行产前检查,咨询是否能经阴道分娩。

情境任务:请你为刘某行骨盆外测量。

(8)试题编号:T-11-8。

冯某,女,28 岁,孕 2 产 0。因停经 38 周,阴道流液 3 小时入院。体格检查:T36.5 ℃,P96 次/分,R18 次/分,Bp120/70 mmHg。腹隆,宫高 33 cm,腹围 94 cm,未扪及宫缩,头先露,已入盆。胎心率 155 次/分,律齐。卫生垫上见清亮羊水。阴道检查:宫颈管已消,宫口未开,头先露,S-2,胎膜已破,羊水清亮。孕妇希望能经阴道分娩。

情境任务:请你为冯某行骨盆外测量。

2. 实施条件

表 J-2-1-1　骨盆外测量基本实施条件

类 型	骨盆外测量基本实施条件	备 注
场地	(1)模拟产前检查室;(2)处置室	
资源	(1)床单位;(2)志愿者(主考学校准备);(3)处置室设有洗手设备、医用垃圾桶、生活垃圾桶;(4)屏风	
用物	(1)骨盆测量器;(2)孕产妇保健手册;(3)笔;(4)一次性中单;(5)手消剂	工作服、帽子由主考学校准备
测评专家	每10名学生配备一名考评员,考评员要求具备中级以上职称。	

3. 考核时量

骨盆外测量:12分钟(其中用物准备2分钟,操作10分钟)。

4. 评价标准

表 J-2-1-2　骨盆外测量考核评分标准

考核内容		考核点及评分要求	分值	扣分	得分	备注
评估及准备 (20分)	孕(产)妇 (8分)	1. 核对孕(产)妇个人信息,了解妊娠情况、心理状态、合作程度	3			
		2. 向孕(产)妇解释检查目的和配合方法	3			
		3. 嘱孕(产)妇排空膀胱	2			
	环境 (3分)	符合产前检查室要求	3			
	操作者 (4分)	1. 着装整洁	1			
		2. 修剪指甲,七步洗手法洗手	3			
	用物 (5分)	用物准备齐全(少一个扣1分,扣完5分为止);质量符合要求,按操作先后顺序放置	5			
实施 (60分)	测量髂棘间径 (14分)	1. 拉上布帘,垫一次性中单于检查床上	4			
		2. 协助和指导孕(产)妇摆好体位	2			
		3. 两侧髂前上棘位置触诊正确	2			
		4. 测量方法正确(两侧髂前上棘外侧缘的距离)	3			
		5. 读取测量数据并判断是否正常	3			
	测量髂嵴间径 (10分)	1. 协助和指导孕(产)妇摆好体位	2			
		2. 两侧髂嵴间径位置触诊正确	2			
		3. 测量方法正确(两侧髂嵴外侧缘的距离)	3			
		4. 读取测量数据并判断是否正常	3			
	测量骶耻外径 (10分)	1. 协助和指导孕(产)妇摆好体位	2			
		2. 两测量端位置触诊正确	2			
		3. 测量方法正确(第5腰椎棘突下至耻骨联合上缘中点距离)	3			
		4. 读取测量数据并判断是否正常	3			
	测量坐骨结节间径 (10分)	1. 协助和指导孕(产)妇摆好体位	2			
		2. 两侧坐骨结节位置触诊正确	2			
		3. 测量方法正确(两侧坐骨结节内侧缘的距离)	3			
		4. 读取测量数据并判断是否正常	3			

续表

考核内容		考核点及评分要求	分值	扣分	得分	备注
实施 (60分)	测量耻骨 弓角度 (6分)	1. 协助和指导孕(产)妇摆好体位	1			
		2. 检查者两拇指放置位置正确	3			
		3. 目测两拇指间的角度并判断是否正常	2			
	检查后 处理 (10分)	1. 协助孕(产)妇穿好衣裤,帮助其缓慢坐起,并询问感受	3			
		2. 医用垃圾初步处理正确	1			
		3. 及时消毒双手,方法正确;告知检查结果并记录	3			
		4. 进行孕期健康教育并预约下次检查时间	3			
评价 (20分)		1. 操作规范,手法正确,动作熟练	5			
		2. 态度和蔼,关心体贴孕(产)妇	5			
		3. 沟通有效,孕(产)妇合作	5			
		4. 在规定时间内完成,每超过1分钟扣1分	5			
总分			100			

5. 评价指南

①按照《骨盆外测量考核评分标准》进行评分。

②骨盆外测量前应向孕(产)妇做好解释工作并取得配合,测量过程中注意保护孕(产)妇隐私,测量结束后应对检查结果进行合理解释,并根据孕(产)妇的情况做好孕期、早产、临产或胎膜早破等情况下的健康指导。

考核技能点 12:四步触诊(考核技能点编号:J-2-2)

1. 任务描述

(1)试题编号:T-12-1。

赵某,女,27岁,孕1产0。因停经39周,不规则下腹痛4小时入院。平素月经规则,经量中等。末次月经2012年3月18日。停经3$^+$月建围产期保健卡,并定期行产前检查。停经4$^+$月自觉胎动并持续至今。孕期无头痛、头晕,无视物模糊、心悸,无皮肤瘙痒等特殊不适。4小时前产妇感阵发性下腹痛,间隔10~20分钟一次,持续约20秒,无阴道流血、流液。

情境任务:请你为赵某行四步触诊。

(2)试题编号:T-12-2。

吴某,女,29岁,孕3产0。平素月经规律,末次月经2013年1月4日。停经40余天出现恶心、嗜睡、乏力、"食欲减退"等早孕反应,停经3月后症状消失,停经4月时感胎动。孕妇现停经28周,来门诊行产前检查。

情境任务:请你为吴某行四步触诊。

(3)试题编号:T-12-3。

程某,女,33岁,经产妇。因停经39周,阴道流液1小时入院。孕妇无腹痛及流血,胎动正常。体查:T36.4 ℃,P90 次/分,R20 次/分,Bp110/70 mmHg。腹隆,如孕足月大小。卫生垫上见清亮羊水。

情境任务:请你为程某行四步触诊。

(4)试题编号:T-12-4。

白某,女,30岁,孕1产0。因停经36周,下腹胀痛3小时入院。孕妇因活动后出现下腹胀痛并逐渐加重,无阴道流液,胎动正常。产科检查:腹隆,可扪及规则宫缩,30″/5′~6′。胎心率145次/分,律齐。

情境任务:请你为白某行四步触诊。

(5)试题编号:T-12-5。

冯某,女,29岁,孕2产0。因停经40周,阴道少量血性分泌物5小时就诊。孕妇平素月经规律,末次月经2013年9月10日。停经后无恶心、呕吐等不适。孕4⁺月感胎动并持续至今。怀孕后曾在当地医院行产前检查5次,自诉未发现异常。今晨四点左右孕妇小便时出现阴道少量血性分泌物,遂来院就诊。孕妇无腹痛及阴道流液等不适。体查:T37 ℃,P86次/分,R18次/分,Bp110/70 mmHg,心肺听诊未发现异常。腹隆如足月妊娠大小,胎心率135次/分。双下肢水肿(+)。

情境任务:请你为冯某行四步触诊。

(6)试题编号:T-12-6。

曹某,女,25岁,孕1产0,现停经29周。该孕妇停经26周时产检发现胎儿为臀位,今日产妇来院复查胎位。

情境任务:请你为曹某行四步触诊。

(7)试题编号:T-12-7。

严某,女,33岁,初产妇。因停经36周,阴道流液2小时,下腹痛1小时就诊。自觉胎动正常。体查:T36.3 ℃,P88次/分,R20次/分,Bp110/70 mmHg,腹隆,可扪及规律宫缩,30″/5′~6′,胎心率143次/分。阴道分泌物PH检测呈碱性。诊断:胎膜早破。

情境任务:请你为严某行四步触诊。

(8)试题编号:T-12-8。

吕某,女,32岁,孕2产1。因停经35周来院行产前检查。孕妇平素月经规律,末次月经2013年8月21日。体查:T36.8 ℃,P84次/分,R18次/分,Bp110/70 mmHg,心肺检查未发现异常。腹隆,未扪及宫缩,胎心率155次/分。

情境任务:请你为吕某行四步触诊。

(9)试题编号:T-12-9。

张某,女,26岁,孕3产1。因停经32周,头晕1天就诊。孕妇停经后45天左右出现轻微恶心、呕吐,孕3月时自行缓解。孕4⁺月感胎动并持续至今。怀孕后曾在当地医院行产前检查2次,自诉未发现异常。昨日上午外出购物回家后出现头晕,休息后不能缓解,遂来医院就诊。孕妇无头痛、眼花、呕吐等不适。体格检查:T36.2 ℃,P98次/分,R20次/分,Bp155/90 mmHg,腹隆,无压痛,未扪及宫缩,胎心率142次/分。双下肢水肿(++)。

情境任务:请你为张某行四步触诊。

2. 实施条件

表 J-2-2-1　四步触诊基本实施条件

类　型	四步触诊基本实施条件	备　注
场地	(1)模拟产前检查室;(2)处置室	
资源	(1)床单位;(2)孕妇产前检查模型;(3)处置室设有洗手设备、医用垃圾桶、生活垃圾桶;(4)屏风	工作服、帽子由主考学校准备
用物	(1)软尺;(2)笔;(3)孕产妇保健手册;(4)手消剂	
测评专家	每10名学生配备一名考评员,考评员要求具备中级以上职称。	

3. 考核时量

四步触诊:12分钟(其中用物准备2分钟,操作10分钟)。

4. 评价标准

表 J-2-2-2　四步触诊考核评分标准

考核内容		考核点及评分要求	分值	扣分	得分	备注
评估及准备(20分)	孕(产)妇(8分)	1. 核对孕(产)妇个人信息,了解妊娠情况、心理状态、合作程度	3			
		2. 向孕(产)妇解释检查目的和配合方法	3			
		3. 嘱孕(产)妇排空膀胱	2			
	环境(3分)	符合产前检查室要求	3			
	操作者(4分)	1. 着装整洁	2			
		2. 修剪指甲,七步洗手法洗手	2			
	用物(5分)	用物准备齐全(少一个扣1分,扣完5分为止);质量符合要求,按操作先后顺序放置	5			
实施(60分)	测量宫高和腹围(12分)	1. 拉上布帘或屏风遮挡	2			
		2. 孕(产)妇体位符合检查要求	2			
		3. 测量宫高方法正确,读数准确	3			
		4. 测量腹围方法正确,读数准确	3			
		5. 判断宫高、腹围是否与孕周相符	2			
	第一步手法(8分)	1. 检查方法正确,动作轻柔	6			
		2. 胎头与胎臀判断正确	2			
	第二步手法(10分)	1. 检查方法正确,动作轻柔	6			
		2. 胎背与肢体位置判断正确	4			
	第三步手法(10分)	1. 检查方法正确,动作轻柔	6			
		2. 胎先露部位及衔接情况判断正确	4			
	第四步手法(10分)	1. 检查方法正确,动作轻柔	6			
		2. 核实胎先露部位,判定胎先露入盆程度正确	4			
	操作后处理(10分)	1. 协助孕(产)妇穿好衣裤后缓慢坐起,询问感受	3			
		2. 整理用物	2			
		3. 消毒双手	1			
		4. 告知检查结果并记录,健康教育正确,预约下次检查时间	4			

续表

考核内容	考核点及评分要求	分值	扣分	得分	备注
评价 (20分)	1. 操作规范,动作熟练	5			
	2. 态度和蔼,关心体贴,注意隐私保护	5			
	3. 语言亲切,沟通有效,孕(产)妇合作,健康教育合适	5			
	4. 在规定时间内完成,每超过1分钟扣1分	5			
总分		100			

5. 评价指南

①按照《四步触诊考核评分标准》进行评分。

②四步触诊前应向孕(产)妇做好解释工作并取得配合,操作时注意保护孕(产)妇隐私,操作结束后应对检查结果进行合理解释,做好孕(产)妇心理护理,缓解胎膜早破、早产或临产后的焦虑、恐惧心理。

考核技能点 13:产程图绘制(考核技能点编号:J-2-3)

1. 任务描述

(1)试题编号:T-13-1。

姚某,女,28岁,孕1产0。因停经39^{+3}周,阴道少量血性分泌物2^+小时,不规则下腹胀痛1小时于2014年3月26日2:00入院。入院体格检查:T36.8℃,P80次/分,R20次/分,Bp120/75 mmHg,身高166 cm,体重69 kg。心肺听诊未发现异常,脊柱四肢无畸形,双下肢无水肿。产科检查:腹部膨隆,宫高33 cm,腹围98 cm,头先露,未入盆,可扪及不规则宫缩。胎心率144次/分。骨盆外测量:24-26-19-9 cm。阴道检查:宫颈管已消,宫口未开,S-3,胎膜未破。入院后助产士对产妇进行的观察及处理如下:

【3月26日】

02:00 Bp120/75 mmHg,胎心率144次/分,宫缩不规则,宫颈管已消,宫口未开,S-3,胎膜未破。

04:20 Bp117/75 mmHg,胎心率140次/分,宫缩30″/5′~6′,宫口未开,S-3。

06:20 胎心率138次/分,宫缩30″/5′~6′。

08:20 Bp112/70 mmHg,胎心率140次/分,宫缩35″~40″/4′,宫口开大2 cm,S-3。

09:20 胎心率140次/分,宫缩35″/4′。

10:20 胎心率142次/分,宫缩40″/3′,宫口开大3 cm,S-2.5。

11:20 胎心率146次/分,宫缩40″/3′。

12:20 胎心率155次/分,宫缩35″~40″/3′,宫口开大4 cm,S-2。

13:20 胎心率148次/分,宫缩45″~50″/2′,宫口开大6 cm,S=0。

14:20 胎膜自然破裂,羊水清亮,约50 ml。胎心率140次/分,宫缩50″/2′,宫口开大8 cm,S+1。

14:50 胎心率144次/分,宫缩50″/1′~2′,宫口开大9 cm,S+2,羊水清亮。

15:20 Bp125/80 mmHg,胎心率146次/分,宫缩55″/1′~2′,宫口开大10 cm,S+3,

羊水清亮。

16:05　顺利分娩一活女婴。

情境任务:请你在产程图上完整记录姚某产程进展及处理情况,并分析产程处理是否恰当。

(2)试题编号:T-13-2。

章某,女,25岁,孕2产1。现停经39^{+4}周,孕妇末次月经2013年9月12日,昨日下午开始出现下腹部轻微疼痛,伴腰骶部坠胀,阴道少许血性分泌物。今日上午下腹疼痛加重,呈阵发性,腰骶部坠胀明显,于12:30到门诊就诊,以"宫内妊娠39^{+4}周,LOA,临产"收入院。体格检查:T36.5 ℃,P80次/分,R18次/分,Bp120/80 mmHg,身高160 cm,体重62 kg,神志清楚,心肺检查无异常,无凹陷性水肿,膝反射存在。产科检查:腹部膨隆,宫高35 cm,腹围100 cm,胎方位LOA,先露未入盆,可扪及规律宫缩,30″/5′～6′。胎心率146次/分,律齐。阴道检查:宫颈管已消,宫口未开,头先露,S-3,胎膜未破。骨盆外测量:髂棘间径(IS)25 cm,髂嵴间径(IC)28 cm,骶耻外径(EC)20 cm,坐骨结节间径(TO)9.5 cm。辅助检查:血、尿常规检查各项指标均在正常范围,胎心监护为反应型。孕妇要求阴道分娩,入院后助产士观察及处理的产程记录如下:

【6月16日】

12:30　Bp120/80 mmHg,胎心率146次/分,宫缩30″/5′～6′,宫口未开,S-3,胎膜未破。

13:30　胎膜自然破裂,羊水清亮,约50 ml。胎心率148次/分,宫缩25″/3′～4′,宫口开大0.5 cm,S-2。

14:30　胎心率142次/分,宫缩25″/3′～4′,宫口开大1 cm,S-2,羊水清亮。

15:30　胎心率150次/分,宫缩25″/2′～3′,宫口开大2 cm,S-1,羊水清亮。

16:30　Bp117/74 mmHg,胎心率152次/分,宫缩30″/2′～3′,宫口开大3 cm,S=0,羊水清亮。

17:30　胎心率146次/分,宫缩30″/2′～3′,宫口开大4 cm,S+1.5,羊水清亮。送产妇入产房。

18:30　Bp120/77 mmHg,胎心率150次/分,宫缩40″/1′～2′,宫口开大6 cm,S+2,羊水清亮。

19:30　胎心率148次/分,宫缩40″～50″/1′～2′,宫口开大10 cm,S+3,羊水清亮。

20:00　顺利分娩一活女婴。

情境任务:请你在产程图上完整记录章某产程进展及处理情况,并分析产程处理是否恰当。

(3)试题编号:T-13-3。

苏某,女,26岁,孕1产0。因停经40周,阴道流液2小时于2014年3月28日13:00入院。孕妇于2小时前突然出现阴道流液,颜色清亮。体格检查:T36.3 ℃,P84次/分,R20次/分,Bp125/85 mmHg。身高165 cm,体重68 kg。心肺检查无异常。腹隆,无压痛及反跳痛,宫高 34 cm,腹围 96 cm,头先露,未入盆,可扪及不规则宫缩。胎心率 140 次/分。会阴垫上见清亮羊水。阴道检查:宫颈管已消,宫口未开,质软,位置居中。头先露,S-3,胎膜已破,羊水清亮,未扪及血管搏动及条索状物。骨盆外测量:24-27-20-9 cm。助产士观察及处理的产程记录如下:

【3 月 28 日】

16:00　Bp120/75 mmHg。胎心率 146 次/分,宫缩 30″/5′～6′,宫口未开,S-3,羊水清亮。

18:00　胎心率 150 次/分,宫缩 30″/4′～5′,宫口开大 1 cm,S-3,羊水清亮。

20:00　Bp120/70 mmHg,胎心率 152 次/分,宫缩 30″～35″/4′,宫口开大 2 cm,S-2,羊水清亮。

21:00　胎心率 144 次/分,宫缩 35″/3′～4′,宫口开大 3 cm,S-1,羊水清亮。

22:00　Bp117/63 mmHg,胎心率 148 次/分,宫缩 35″～40″/2′～3′,宫口开大 4 cm,S=0,羊水清亮。

23:00　胎心率 147 次/分,宫缩 40″/3′～4′,宫口开大 6 cm,S=0,羊水清亮。

【3 月 29 日】

00:30　Bp115/65 mmHg,胎心率 132 次/分,宫缩 40″～45″/2′～3′,宫口开大 8 cm,S+1,羊水清亮。产妇膀胱充盈,排尿困难,导尿一次。

01:00　Bp118/72 mmHg,胎心率 130 次/分,宫缩 50″/1′～2′,宫口开大 10 cm,S+3,羊水清亮。

02:30　顺利分娩一活男婴。

情境任务:请你在产程图上完整记录苏某产程进展及处理情况,并分析产程处理是否恰当。

(4)试题编号:T-13-4。

卫某,女,27 岁,孕 1 产 0。因停经 39⁺⁴ 周,规则下腹胀痛 1 小时于 2014 年 2 月 20 日 23:00 入院。末次月经:2013 年 5 月 16 日,停经 1 月余感恶心、呕吐等不适,持续 1 月自行消失,停经 4 月感胎动至今。2014 年 2 月 20 日 22:00 出现下腹胀痛,约 5～6 分钟一次。体查:T37 ℃,P90 次/分,R19 次/分,Bp100/70 mmHg,身高 164 cm,体重 76 kg。心肺检查无异常,腹隆如孕足月大小,双下肢无水肿。产科检查:宫高 35 cm,腹围 97 cm,胎方位 LOA,可扪及规则宫缩,30″/5′～6′,胎心率 140 次/分。阴道检查:宫颈管未消,宫口未开,S-2。胎膜未破。入院后助产士观察及处理的产程记录如下:

【2 月 20 日】

23:00　Bp100/70 mmHg,胎心率 140 次/分,宫缩 30″/5′～6′,宫口未开,S-2,胎膜未破。

【2 月 21 日】

01:00　胎心率 146 次/分,宫缩 30″/5′～6′。

03:00　胎心率 137 次/分,宫缩 30″～35″/5′～6′。

05:00　Bp100/70 mmHg,胎心率 142 次/分,宫缩 30″/5′～6′,宫口开大 1 cm,S-2。

07:00　胎心率 155 次/分,宫缩 35″/5′～6′。

08:00　胎心率 144 次/分,宫缩 30″～35″/4′,宫口开大 1.5 cm,S-1。

10:00　胎心率 135 次/分,宫缩 35″/5′。

11:00　Bp115/70 mmHg,胎心率 148 次/分,宫缩 30″～35″/4′～5′,宫口开大 3 cm,S-0.5。

12:00　胎心率 146 次/分,宫缩 40″/3′～4′,宫口开大 4 cm,S=0。

13:00　胎心率 140 次/分,宫缩 40″～50″/3′～4′,宫口开大 5 cm,S+1。

14:00　胎心率 140 次/分,宫缩 45″/3′～4′,宫口开大 7 cm,S+2。

15:00　胎膜自破,羊水清亮,约 100 ml。Bp125/77 mmHg,胎心率 142 次/分,宫缩 40″～50″/2′,宫口开大 8 cm,S+2。

16:00　Bp120/75 mmHg,胎心率 142 次/分,50″～60″/2′,宫口开全,S+3,羊水清亮。

16:50　顺利分娩一活男婴。

情境任务:请你在产程图上完整记录卫某产程进展及处理情况,并分析产程处理是否恰当。

(5)试题编号:T-13-5。

谢某,女,30 岁,孕 1 产 0。因停经 40 周,下腹胀痛伴阴道少量血性分泌物 10 小时入院。末次月经:2013 年 7 月 16 日,停经 1 月余感恶心、呕吐等不适,持续 1 月余自行消失,停经 4 月感胎动至今。2014 年 4 月 22 日 22:00 出现下腹胀痛,伴少量阴道流血,于 4 月 23 日 8:00 入院。停经以来无头痛、眼花等不适。大小便正常,饮食、睡眠尚可。体查:T36.8 ℃,P92 次/分,R20 次/分,Bp100/70 mmHg,身高 160 cm,体重 70 kg。心肺检查无异常,腹隆如足月妊娠大小,双下肢轻度水肿。产科检查:宫高 34 cm,腹围 95 cm,胎方位 LOA,可扪及不规则宫缩,宫缩 15″～20″/8′～10′,胎心率 140 次/分。阴道检查:宫颈管未消,宫口未开,先露 S-2。胎膜未破。入院后助产士观察及处理的产程记录如下:

【4 月 23 日】

08:00　Bp100/70 mmHg,胎心率 140 次/分,宫缩 15″～20″/8′～10′,宫口未开,S-2。胎膜未破。

10:00　胎心率 140 次/分,宫缩 35″/5′～6′,宫口未开,S-2。

12:00　胎心率 144 次/分,宫缩 30″～35″/5′～6′。

13:00　胎心率 142 次/分,宫缩 30″/5′～6′,宫口开大 1 cm,S-2。

14:00　Bp117/73 mmHg,胎心率 144 次/分,宫缩 35″/5′。

15:00　胎心率 148 次/分,宫缩 30″～35″/4′～5′,宫口开大 2 cm,S-2。

16:00　胎心率 144 次/分,宫缩 40″/4′～5′。

17:00　胎心率 142 次/分,宫缩 40″～45″/3′～4′,宫口开大 3 cm,S-1。

18:00　Bp109/68 mmHg,胎心率 146 次/分,宫缩 35″～40″/3′,宫口开大 4 cm,S-1。

19:00　胎膜自破,羊水清亮,约 80 ml。胎心率 137 次/分,宫缩 45″/3′,宫口开大 5 cm,S-1。

20:00　胎心率 154 次/分,宫缩 45″～50″/3′～4′,宫口开大 6 cm,S＝0,羊水清亮。

21:00　胎心率 144 次/分,宫缩 50″/2′,宫口开大 8 cm,S＋1,羊水清亮。孕妇排尿困难,膀胱充盈,予导尿术,导出尿液 700 ml。

22:00　Bp125/80 mmHg,胎心率 140 次/分,宫缩 55″/1′～2′,宫口开全,S＋3,羊水清亮。

23:10　顺利分娩一活女婴。

情境任务:请你在产程图上完整记录谢某产程进展及处理情况,并分析产程处理是否恰当。

(6)试题编号:T-13-6。

何某,女,23 岁,孕 1 产 0。因停经 39^{+3} 周,不规则下腹胀痛 2$^+$ 小时于 2014 年 3 月 1 日 15:30 步行入院。孕期顺利,定期产前检查无异常。入院后检查:T36.7 ℃,P82 次/分,R20 次/分,Bp125/60 mmHg,身高 170 cm,体重 76 kg。神志清楚,心肺听诊未发现异常,双下肢无水肿。产科检查:宫高 35 cm,腹围 96 cm,头先露,已入盆,可扪及不规则宫缩,10″～15″/20′,强度弱,胎心率 139 次/分。骨盆外测量正常。阴道检查:宫颈管未消,宫口未开,S-3,胎膜未破。B 超及胎心监护未见异常。入院后助产士观察及处理的产程记录如下:

【3 月 1 日】

15:30　Bp125/60 mmHg,胎心率 139 次/分,宫缩 10″～15″/20′,宫颈管未消,宫口未开,S-3,胎膜未破。

17:30　胎心率 148 次/分,宫缩 15″～20″/10′～20′。

19:30　胎心率 136 次/分,宫缩 20″/6′～8′。

21:00　Bp120/70 mmHg,胎心率 136 次/分,宫缩 30″/5′～6′,宫颈管已消,宫口未开,S-3,胎膜未破。

23:00　胎心率 133 次/分,宫缩 35″/4′～5′,宫口开大 0.5 cm,S-2。

【3 月 2 日】

1:00　Bp126/66 mmHg,胎心率 135 次/分,宫缩 35″～40″/4′～5′,宫口开大 1.5 cm,先露 S-1。

3:00　胎心率 133 次/分,宫缩 35″～45″/4′～5′。

4:00　胎心率 138 次/分,宫缩 35″～45″/3′～5′,宫口开大 3 cm,S＝0。

5:00　Bp125/75 mmHg,胎心率 132 次/分,宫缩 35″～40″/3′～4′,宫口开大 4 cm,S＝0。

6:00　胎心率 140 次/分,宫缩 35″～45″/2′,宫口开大 7 cm,S＋1。

7:00　自然破膜,羊水清亮,约 50 ml。胎心率 135 次/分,宫缩 45″/2′,宫口开大 9 cm,S＋2。

8:00　胎心率 152 次/分,宫缩 45″～50″/1′～2′,宫口开大 10 cm,S＋2,羊水清亮。

8:45　Bp125/75 mmHg,胎心率 170 次/分,宫缩 50″～60″/1′～2′,S＋3,羊水浅绿色,胎心

监护出现变异减速,立即予吸氧,4L/分,报告医生。医生决定在会阴侧切下行胎头吸引术。

9:00　行胎头吸引术娩出一活女婴。

情境任务:请你在产程图上完整记录何某产程进展及处理情况,并分析产程处理是否恰当。

(7)试题编号:T-13-7。

陈某,女,24 岁,孕 2 产 0。停经 40 周,不规则下腹胀痛 5$^+$ 小时于 2013 年 9 月 23 日 16:30 步行入院。孕期定期产检,于妊娠 32 周时 B 超发现胎位为枕左后位,其它检查未发现明显异常。入院后检查:T36.9 ℃,P87 次/分,R18 次/分,Bp120/75 mmHg,身高 162 cm,体重 70 kg。神志清醒,心肺听诊未发现异常。产科检查:宫高 38 cm,腹围 102 cm,头先露,未入盆。可扪及不规则宫缩,胎心率 130 次/分。阴道检查:宫颈管未消,宫口未开,S-3,胎膜未破。入院后助产士观察及处理的产程记录如下:

【9 月 23 日】

16:30　Bp120/75 mmHg,胎心率 130 次/分,宫缩不规则,宫颈管未消,宫口未开,S-3,胎膜未破。

18:30　胎心率 139 次/分,宫缩 15″～20″/10′～20′。

20:30　胎心率 136 次/分,宫缩 20″/6′～8′。

22:30　Bp126/66 mmHg,胎心率 136 次/分,宫缩 30″/5′～6′,宫口开大 1 cm,S-3。

23:30　胎心率 133 次/分,宫缩 35″/5′。

【9 月 24 日】

0:30　胎心率 142 次/分,宫缩 30″/4′～5′。

1:30　胎心率 146 次/分,宫缩 30″～35″/4′～5′。

2:30　胎心率 135 次/分,宫缩 35″～40″/4′～5′,宫口开大 1.5 cm,S-2。

3:30　胎心率 144 次/分,宫缩 35″～40″/5′,宫口开大 2 cm,S-2。

4:30　Bp125/75 mmHg,胎心率 133 次/分,宫缩 40″～45″/3′～4′,宫口开大 3 cm,S-1。

5:30　胎心率 138 次/分,宫缩 30″～35″/3′～4′,宫口开大 4 cm,S-0.5。

6:30　胎心率 132 次/分,宫缩 35″～40″/3′～4′,宫口开大 5 cm,S=0。

7:30　Bp126/80 mmHg,胎心率 147 次/分,宫缩 40″/2′～3′,宫口开大 7 cm,S+1。

8:30　自然破膜,羊水清亮,约 50 ml。胎心率 152 次/分,宫缩 45″～50″/2′,宫口开大 9 cm,S+2。

9:00　Bp130/80 mmHg,胎心率 158 次/分,宫缩 40″～50″/2′～3′,宫口开大 10 cm,S+3,羊水清亮。

10:00　顺利分娩一活女婴。

情境任务:请你在产程图上完整记录陈某产程进展及处理情况,并分析产程处理是否恰当。

(8)试题编号:T-13-8。

许某,女,26 岁,孕 2 产 0。因停经 9 月,阴道少量血性分泌物 1 天于 2013 年 11 月 12 日

18:30 入院。平素月经规则。末次月经:2013 年 2 月 12 日,预产期:2013 年 11 月 19 日。孕期定期产前检查无异常。体查:T37 ℃,P80 次/分,R20 次/分,Bp110/70 mmHg。身高 166 cm,体重 72 kg。产科检查:宫高 40 cm,腹围 106 cm,可扪及不规律宫缩,20″/6′~7′,胎心率 140 次/分。骨盆外测量 24.5-27-19-8 cm。阴道检查:宫颈管已消,宫口未开,头先露,S-2,胎膜未破。入院后助产士观察及处理的产程记录如下:

【11 月 12 日】

22:00　Bp125/77 mmHg,胎心率 144 次/分,宫缩 30″/5′,宫口未开,S-3,胎膜未破。

【11 月 13 日】

00:00　胎心率 131 次/分,宫缩 30″~35″/5′~6′。

01:00　胎心率 146 次/分,宫缩 35″/5′~6′,宫口开大 1 cm,S-2。

02:00　胎心率 140 次/分,宫缩 30″~35″/5′。

03:00　胎心率 132 次/分,宫缩 35″/4′~5′。

04:00　Bp122/68 mmHg,胎心率 132 次/分,宫缩 35″/4′~5′。

05:00　胎心率 138 次/分,宫缩 35″~40″/4′,宫口开大 1 cm,S-2。

06:00　胎心率 148 次/分,宫缩 35″/4′。

07:00　胎心率 146 次/分,宫缩 35″/5′。

08:00　胎心率 150 次/分,宫缩 30″/5′,宫口开大 2 cm,S-2。

09:00　Bp128/70 mmHg,胎心率 148 次/分,宫缩 20″/5′~7′,宫口开大 2 cm,S-2。

10:00　胎膜自破,羊水清亮,约 30 ml。胎心率 134 次/分,宫缩 30″/5′,宫口开大 3 cm,S-2。

11:00　胎心率 128 次/分,宫缩 25″/5′~7′,宫口开大 3 cm,S-1,羊水清亮。

12:00　Bp116/70 mmHg,胎心率 144 次/分,宫缩 20″/5′~7′,宫口开大 3 cm,S-1,羊水清亮。予 5% 葡萄糖注射液 500 ml+缩宫素 2.5U 静滴调节宫缩。

13:00　胎心率 144 次/分,宫缩 40″/4′~5′,羊水清亮。

14:00　胎心率 156 次/分,宫缩 45″/3′~4′,羊水清亮,宫口开大 6 cm,S-0.5。

16:00　胎心率 150 次/分,宫缩 45″~50″/3′~4′,羊水清亮,宫口开大 8 cm,S-0.5。

17:00　胎心率 165 次/分,宫缩 50″/2′~3′。阴道检查:宫口开大 10 cm,宫颈前唇水肿明显,胎位 LOP,S-0.5,羊水清亮。诊断为持续性枕后位,拟急诊在连续硬膜外麻醉下行剖宫产术。

18:10　剖宫产娩出一活女婴。

情境任务:请你在产程图上完整记录许某产程进展及处理情况,并分析产程处理是否恰当。

(9)试题编号:T-13-9。

周某,女,30 岁,孕 1 产 0。因停经 39 周,阵发性下腹胀痛 4 小时于 2014 年 5 月 12 日 9:00 步行入院。体格检查:T36.8 ℃,P78 次/分,R19 次/分,Bp118/70 mmHg,身高 158 cm,体重 72 kg。神志清楚,心肺听诊未发现异常。产科检查:宫高 35 cm,腹围 92 cm,

头先露,已入盆。宫缩30″/4′~5′,胎心率146次/分。阴道检查:宫颈管已消,宫口开大1.5 cm,前羊膜囊明显,先露最低点在坐骨棘上1 cm,坐骨棘平坦,骶尾关节活动度好。入院后助产士观察及处理的产程记录如下:

【5月12日】

9:00　Bp118/70 mmHg,胎心率146次/分,宫缩30″/4′~5′,宫口开大1.5 cm,S-1,胎膜未破。

10:00　自然破膜,羊水清亮,约50 ml。胎心率145次/分,宫缩30″/4′~5′。宫口开大1.5 cm,S-1。

11:00　胎心率144次/分,宫缩30″/5′,羊水清亮。

12:00　Bp100/80 mmHg,胎心率136次/分,宫缩30″/5′,宫口开大2 cm,S-1,羊水清亮。

13:00　胎心率148次/分,宫缩30″/4′~5′,羊水清亮。

14:00　胎心率144次/分,宫缩35″/4′,羊水清亮。

15:00　胎心率143次/分,宫缩35″/4′,宫口开大3 cm,S-1,羊水清亮。

16:00　Bp100/80 mmHg,胎心率136次/分,宫缩35″/4′,宫口开大3 cm,S-1,羊水清亮。

17:00　胎心率140次/分,宫缩30″~35″/4′,羊水清亮。

18:00　胎心率144次/分,宫缩40″/3′,宫口开大6 cm,S=0,羊水清亮。

19:00　胎心率140次/分,宫缩35″~40″/2′~3′,羊水清亮。

20:00　胎心率148次/分,宫缩45″/2′,宫口开大8 cm,S+1,羊水清亮。产妇进食不足,予5%葡萄糖注射液500 ml+维生素C 2.0g,静脉滴注。

20:30　Bp105/80 mmHg,胎心率140次/分,宫缩50″/1′~2′,宫口开大10 cm,S+3,羊水清亮。

21:15　顺利分娩一活女婴。

情境任务:请你在产程图上完整记录周某产程进展及处理情况,并分析产程处理是否恰当。

(10)试题编号:T-13-10。

马某,女,30岁,孕2产1。因妊娠39周,阵发性下腹痛1小时于2014年5月1日3:00平车入院。入院后体格检查:T38 ℃,P80次/分,R20次/分,Bp120/70 mmHg,身高158 cm,体重66 kg。神志清醒,心肺听诊未发现异常。产科检查:宫高36 cm,腹围96 cm,头先露,未入盆,可扪及不规则宫缩,胎心率139次/分。胎膜未破。入院后助产士观察及处理的产程记录如下:

【5月1日】

03:00　Bp120/70 mmHg,胎心率139次/分,宫缩不规则。

04:00　Bp118/75 mmHg,胎心率146次/分,宫缩30″/5′~6′,宫口开大1 cm,S-3,胎膜未破。

05:00　胎心率 138 次/分,宫缩 $30''/5'$,宫口开大 1.5 cm,S-2。

06:00　胎心率 155 次/分,宫缩 $35''/5'\sim6'$,宫口开大 1.5 cm,S-2。

07:00　Bp125/70 mmHg,胎心率 149 次/分,宫缩 $40''/3'\sim4'$,宫口开大 3 cm,S-1.5。

08:00　胎心率 136 次/分,宫缩 $40''/2'\sim3'$,宫口开大 3 cm,S-1.5。

09:00　胎心率 139 次/分,宫缩 $45''/2'\sim3'$,宫口开大 5 cm,S-1。

10:30　胎心率 143 次/分,宫缩 $50''/1'\sim2'$,宫口开大 7 cm,S=0。膀胱充盈,产妇排尿困难,导尿一次。

11:00　胎心率 140 次/分,宫缩 $50''/1'\sim2'$,宫口开大 9 cm,S+2。

12:30　自然破膜,羊水清亮,约 30 ml。Bp126/66 mmHg,胎心率 144 次/分,宫缩 $50''\sim60''/1'$。宫口开全,S+3。

13:30　顺利娩出一活男婴。

情境任务:请你在产程图上完整记录马某产程进展及处理情况,并分析产程处理是否恰当。

2. 实施条件

表 J-2-3-1　产程图绘制基本实施条件

类　型	产程图绘制基本实施条件	备　注
场地	操作室	
资源	办公桌椅	
用物	(1)病历夹;(2)产程图记录纸;(3)红色水笔;(4)蓝色水笔;(5)直尺	工作服、帽子由主考学校准备
测评专家	每 10 名学生配备一名考评员,考评员要求具备中级以上职称。	

3. 考核时量

产程图绘制:20 分钟(其中用物准备 3 分钟,操作 17 分钟)。

4. 评价标准

表 J-2-3-2　产程图绘制考核评分标准

考核内容		考核点及评分要求	分值	扣分	得分	备注
评估及准备(10分)	环境(2分)	环境符合要求	2			
	操作者(3分)	着装整洁	3			
	用物(5分)	用物准备齐全(少一个扣 1 分,扣完 5 分为止);质量符合要求,按操作先后顺序放置	5			
实施(70分)	绘制宫口扩张曲线(15分)	1. 标志点坐标位置准确(一个不规范标志点扣 1 分,扣完 10 分为止)	10			
		2. 用红色"●"描记标志点	2			
		3. 连接线为红色,点圆线直	3			

续表

考核内容		考核点及评分要求	分值	扣分	得分	备注
实施 (70分)	绘制警戒线 (8分)	1. 警戒线位置准确	4			
		2. 用蓝色直线描记,线条流畅	4			
	绘制处理线 (7分)	1. 处理线位置准确	4			
		2. 用蓝色直线描记,线条流畅	3			
	绘制先露 下降曲线 (15分)	1. 标志点坐标位置准确(一个不规范标志点扣1分,扣完10分为止)	10			
		2. 用蓝色"●"描记标志点	2			
		3. 连接线为蓝色,点圆线直	3			
	填写附属 表格 (15分)	1. 检查内容填写正确,使用医学术语,无缺项漏项(每一项有误扣0.5分,扣完13分为止)	13			
		2. 签名	2			
	分析产程 (10分)	产程进展情况分析正确	10			
评价 (20分)		1. 字迹工整,页面整洁,无涂改	5			
		2. 点圆线直,点线分明,红蓝笔使用正确	5			
		3. 记录位置正确,语言描述准确	5			
		4. 在规定时间内完成,每超过1分钟扣1分	5			
总分			100			

5. 评价指南

①按照《产程图绘制考核评分标准》进行评分。

②产程图绘制时能够正确判断临产时间,标志点坐标位置描记准确,正确绘制警戒线和处理线,附属表格中检查内容填写无误;绘制结束后对产程进展情况判断准确。

考核技能点 14:会阴侧切缝合术(考核技能点编号:J-2-4)

1. 任务描述

(1)试题编号:T-14-1。

万某,女,35岁,孕1产0。因停经39^{+6}周,规律下腹痛4小时入院。入院9小时后宫口开全,头先露,S+3,胎心率140次/分,宫缩$50''\sim60''/1'$。助产士送万某入产房,扶上产床,协助摆好接生体位,指导产妇正确使用腹压,并做好接产准备。助产士评估产妇会阴条件,发现会阴过紧,拟行会阴切开术。

情境任务:请你为万某行会阴侧切术,胎儿及胎盘娩出后缝合会阴切口。

(2)试题编号:T-14-2。

樊某,女,24岁,孕1产0。因停经39^{+4}周,见红1小时入院。体格检查:T36.5 ℃,P85次/分,R20次/分,Bp110/70 mmHg,神志清楚,心肺检查正常。宫高36 cm,腹围98 cm,头先露,未入盆,可扪及不规则宫缩。胎心率140次/分。阴道检查:宫颈管已消,宫口未开,S-3,胎膜未破。辅助检查:血常规、凝血四项、心电图均正常。B超提示:宫内晚期妊娠,单活胎,胎盘Ⅲ级。樊某入院后第2日自然临产,临产后12小时宫口开全。助产士送樊某入产房,做好接产准备。助产士评估樊某会阴弹性差,胎儿偏大,为避免会阴严重裂伤行会阴切开术。

情境任务:请你为樊某行会阴侧切术,胎儿及胎盘娩出后缝合会阴切口。

(3)试题编号:T-14-3。

符某,女,35岁,孕2产0。因停经39^{+6}周,阵发性下腹胀痛6小时,阴道流液2小时入院。入院后体格检查:T36.5 ℃,P70次/分,R16次/分,Bp110/80 mmHg。心肺听诊无异常。宫高36 cm,腹围105 cm,头先露,已入盆。宫缩$30''\sim40''/3'\sim4'$,胎心率134次/分,估计胎儿体重约4000g。骨盆外测量:24-27-20-9.5 cm。阴道检查:宫口开大3 cm,S+1,胎膜已破,羊水清亮。B超检查:宫内晚期妊娠,单活胎,胎盘功能Ⅲ级。胎心电子监护仪显示反应性良好。入院后9小时产妇宫口开全,S+3,宫缩$45''\sim50''/1'$,胎心率正常。助产士送符某入产房,协助摆好接生体位,指导正确使用腹压,做好接生前准备。符某为高龄初产妇,疑巨大儿,会阴弹性欠佳,拟行会阴切开术。

情境任务:请你为符某行会阴侧切术,胎儿及胎盘娩出后缝合会阴切口。

(4)试题编号:T-14-4。

崔某,女,26岁,孕1产0。因停经36周,双下肢水肿1月,头晕1天于2013年8月4日入院。孕妇停经后50天左右出现轻微恶心、呕吐,孕3月时自行缓解。孕4^+月感胎动并持续至今。怀孕后曾在当地医院行产前检查2次,自诉未发现异常。1月前开始出现双下肢水肿,休息后不能消退,孕妇未重视未到医院就诊。8月3日上午崔某活动后出现头晕,休息后稍缓解。入院时体查:T36.6 ℃,P70次/分,R16次/分,Bp165/100 mmHg。产科检查:宫高34 cm,腹围98 cm,头先露,未入盆,未扪及宫缩,胎心率145次/分,律齐。双下肢水肿(＋＋)。辅助检查:尿常规示尿蛋白(＋＋＋)。入院诊断:子痫前期(重度)。医嘱予镇静、解痉、降压对症治疗。经积极治疗崔某头晕缓解,血压波动于130～140/85～95 mmHg之间。8月6日凌晨崔某开始出现规律宫缩,密切观察自觉症状、生命体征及产程进展情况,崔某无头晕、头痛、眼花等不适,监测血压波动于130～155/85～95 mmHg之间。9小时后宫口开全,送入产房,做接产准备。因重度子痫前期,为缩短产程拟行会阴切开术。

情境任务:请你为崔某行会阴侧切术,胎儿及胎盘娩出后缝合会阴切口。

(5)试题编号:T-14-5。

叶某,女,28岁,孕1产0。因停经41周,规律下腹疼痛4小时入院。入院后体格检查:T36.7 ℃,P70次/分,R16次/分,Bp120/80 mmHg。产科检查:宫高33 cm,腹围95 cm,头先露,已入盆,可扪及规律宫缩,$40''\sim50''/3'\sim4'$。胎心率140次/分。阴道检查:宫颈管已消,宫口未开,S-1。产妇入院10小时后胎膜自破,羊水清亮,宫缩$50''/1'\sim2'$,胎心率142次/分,宫口已开全,S+2。助产士送产妇进入产房,做接产前准备。宫口开全2小时后,胎儿尚未娩出,羊水呈深绿色,胎心率164次/分,宫缩$40''/2'\sim3'$,S+3。为加快产程进展行会阴切开术。

情境任务:请你为叶某行会阴侧切术,胎儿及胎盘娩出后缝合会阴切口。

(6)试题编号:T-14-6。

温某,女,28岁,孕2产0。因停经39周,规律下腹痛10小时于2013年11月20日5:45入院。入院时体查:T36.6 ℃,P70次/分,R16次/分,Bp120/80 mmHg。心肺听诊无异常,双下肢无浮肿。产科检查:宫高37 cm,腹围105 cm,头先露,已入盆,可扪及规律宫缩,40″/3′～4′,胎心率144次/分,宫口开大6 cm,S+2。血、尿常规正常,凝血功能正常。8:15检查:宫缩55″/1′～2′,胎心率146次/分。宫口开大10 cm,S+3。助产士送温某进入产房,准备上台接生。助产士估计胎儿体重约4300g,为避免会阴严重撕裂及肩难产拟行会阴切开术。

情境任务:请你为温某行会阴侧切术,胎儿及胎盘娩出后缝合会阴切口。

(7)试题编号:T-14-7。

肖某,女,28岁,孕1产0。因停经38周,阵发性下腹胀痛1小时入院。有"室间隔缺损"病史,既往一般体力活动不受限制,无心衰史。两周前出现活动后心悸、轻度气短,休息后缓解。入院后体格检查:T36.6 ℃,P88次/分,R20次/分,Bp105/70 mmHg。头先露,已入盆,可扪及规律宫缩,30″/5′～6′,胎心率146次/分。骨盆外测量:23-26-19-9.5 cm。阴道检查:宫颈管已消,宫口开大4 cm,S+1,胎膜未破。产妇无阴道分娩禁忌,要求试产。10小时后宫口开全,由助产士送入产房,做接产前准备。由于肖某妊娠合并心脏病,为避免产妇屏气用力增加心脏负担及缩短第二产程,行会阴切开。

情境任务:请你为肖某行会阴侧切术,胎儿及胎盘娩出后缝合会阴切口。

(8)试题编号:T-14-8。

米某,女,25岁,孕1产0。因停经38周,发现血糖升高2月余,下腹痛1小时入院。孕妇孕早期无明显早孕反应,孕4+月感胎动并持续至今。怀孕后定期行产前检查,唐氏筛查、系统彩超结果均正常。孕28周时行糖耐量试验诊断为妊娠期糖尿病。孕妇控制饮食、适当运动,定期产前检查,监测空腹血糖波动于4.5～6.5 mmol/L之间,餐后2小时血糖波动于5.7～8.8 mmol/L之间。今上午孕妇出现下腹痛立即住入医院。入院时体查:T36.6 ℃,P70次/分,R16次/分,Bp115/70 mmHg。产科检查:宫高34 cm,腹围98 cm,头先露,未入盆,可扪及规律宫缩,35″/3′～4′,胎心率140次/分,律齐。双下肢水肿(+)。密切监测产妇生命体征、血糖变化及产程进展情况。产妇无头晕、头痛、眼花等不适,监测血糖波动于4.5～8.6 mmol/L之间。7小时后宫口开全,胎心波动于160～165次/分之间,立即送入产房,做接产准备。为缩短产程拟行会阴切开术。

情境任务:请你为米某行会阴侧切术,胎儿及胎盘娩出后缝合会阴切口。

(9)试题编号:T-14-9。

梁某,女,30岁,孕1产0。因停经39+2周,阵发性下腹胀痛3小时于2013年12月25日8:00入院。体查:T36.4 ℃,P80次/分,R18次/分,Bp120/70 mmHg,心肺检查无异常。产科检查:腹隆,宫高35 cm,腹围94 cm,头先露,已入盆,可扪及规律宫缩,35″/4′～5′,胎心率140次/分。骨盆外测量:23-25-17-8 cm。阴道检查:宫颈管已消,宫口开大2 cm,S+1。入院后8小时产妇宫口开全,送入产房,助产士做接生前准备。助产士评估产妇会阴水肿、弹性差,决定行会阴切开。

情境任务:请你为梁某行会阴侧切术,胎儿及胎盘娩出后缝合会阴切口。

(10)试题编号:T-14-10。

刘某,女,33岁,孕1产0。因停经 39^{+3} 周,阵发性下腹胀痛2小时入院。入院后行全身检查及产科检查均未发现异常,决定经阴道分娩。产妇临产12小时后宫口开全,送入产房,做好接产准备。宫口开全2小时后检查宫缩 $50''/1'$,S+3,羊水Ⅱ°污染。胎心电子监护仪显示频发晚期减速。立即帮助刘某取左侧卧位,上氧,为尽快结束分娩拟行会阴侧切术。

情境任务:请你为刘某行会阴侧切术,胎儿及胎盘娩出后缝合会阴切口。

2. 实施条件

表 J-2-4-1　会阴侧切缝合术基本实施条件

类　型	会阴侧切缝合术基本实施条件	备　注
场地	(1)模拟产房;(2)处置室	
资源	(1)多功能产床;(2)接生产妇模型(已消毒并铺一次性无菌巾);(3)会阴切开缝合模型;(4)胎儿模型;(5)胎盘模型;(6)治疗车1个;(6)操作台;(7)生活垃圾桶和医用垃圾桶各1个;(8)助手、巡回助产士各1名(抽考学校自备);(9)处置室设有洗手设备、医用垃圾桶、生活垃圾桶、锐器盒;(10)无影灯	
用物	(1)灭菌会阴切开包;(2)一次性无菌手术衣;(3)无菌手套;(4)消毒剂;(5)2—0可吸收线;(6)3—0丝线;(7)病历本;(8)笔;(9)产房拖鞋、洗手衣裤、一次性口罩和帽子	
测评专家	每10名学生配备一名考评员,考评员要求具备中级以上职称。	

3. 考核时量

会阴侧切缝合术:35分钟(其中用物准备5分钟,操作30分钟)。

4. 评价标准

表 J-2-4-2　会阴侧切缝合术考核评分标准

考核内容		考核点及评分要求	分值	扣分	得分	备注
评估及准备 (20分)	产妇 (8分)	1. 核对产妇个人信息	2			
		2. 评估会阴体条件,口述会阴侧切的适应证	4			
		3. 与产妇及家属谈话并签字	2			
	环境 (3分)	符合产房要求	3			
	操作者 (4分)	着装符合助产士接产要求	4			
	用物 (5分)	用物准备齐全(少一个扣0.5分,扣完5分为止);逐一对用物进行评估,在有效期内,质量符合要求;按操作先后顺序放置	5			

续表

考核内容		考核点及评分要求	分值	扣分	得分	备注
实施 (60分)	操作前 准备 (5分)	1. 七步洗手法洗手（口述）、穿无菌手术衣、戴无菌手套方法正确，无污染及跨越	3			
		2. 消毒外阴并铺无菌巾（口述）	1			
		3. 用物摆放合理，与巡回助产士配合默契	1			
	麻醉 (2分)	口述会阴部麻醉方式及完成情况	2			
	选择切开 时机 (2分)	口述会阴切开时机正确	2			
	消毒 (2分)	会阴切口消毒方法及范围正确	2			
	会阴左侧 斜切开 (7分)	1. 撑开左侧阴道壁手法正确	2			
		2. 放置会阴侧切剪方法正确	2			
		3. 剪开会阴方法正确，口述清楚	2			
		4. 切口压迫止血	1			
	胎儿及胎 盘娩出 (2分)	口述胎儿、胎盘顺利娩出	2			
	检查 (2分)	检查会阴切口及软产道方法正确，口述清楚	2			
	缝合 (26分)	1. 放置纱布卷于阴道顶端	2			
		2. 缝合阴道黏膜层方法正确，间距合适、切缘对齐	8			
		3. 缝合肌肉及皮下脂肪层方法正确，间距合适、切缘对齐	8			
		4. 缝合皮肤层方法正确，间距合适、切缘对齐	8			
	缝合后 检查 (6分)	1. 取出阴道内纱布卷	2			
		2. 检查缝合后的会阴切口，有无腔隙、渗血、对合情况	2			
		3. 肛查判断有无缝线穿透直肠（口述）	2			
	操作后处理 (6分)	1. 擦净会阴血迹	1			
		2. 清点器械、整理用物、医用垃圾初步处理正确	2			
		3. 脱去污染的手术衣及手套方法正确	2			
		4. 及时洗手，方法正确，取下口罩，记录	1			
评价 (20分)		1. 操作规范，动作熟练，与助手配合默契	5			
		2. 无菌观念强	5			
		3. 态度和蔼，关心体贴，沟通有效，产妇配合良好	5			
		4. 在规定时间内完成，每超过1分钟扣1分	5			
总分			100			

5. 评价指南

①按照《会阴侧切缝合术考核评分标准》进行评分。

②会阴侧切缝合术前向产妇解释会阴切开的目的是避免会阴严重撕裂、缩短第二产程或加快产程进展；操作时严格遵守无菌技术操作原则；选择合适的时机切开会阴，方法正确；

缝合前需检查会阴切口有无延伸,外阴、阴道、宫颈及肛门括约肌有无裂伤;缝合时注意分清解剖层次、切缘对合整齐,缝合结束后检查缝线有无穿透直肠;操作完成后交代产后的注意事项,向产妇解释术后可能出现的不适,并告知正确的处理方法。

考核技能点 15:自然分娩接产技术(考核技能点编号:J-2-5)

1. **任务描述**

(1)试题编号:T-15-1。

郑某,女,36 岁,孕 2 产 1。因停经 39 周,阴道流液 12 小时于 2014 年 6 月 8 日 9:00 入院。入院时体格检查:T36.8 ℃,P80 次/分,R16 次/分,Bp120/80 mmHg。产科检查:宫高 35 cm,腹围 94 cm,胎方位 LOA,无宫缩,胎心率 140 次/分。骨盆外测量各径线正常。阴道检查:宫颈管消 50%,宫口未开,S-3。阴道口见清亮羊水流出。孕妇于 6 月 8 日 21:00 左右出现规律宫缩 30″/5′～6′,胎心率 146 次/分。6 月 9 日 01:00 检查宫缩 40″/2′～3′,胎心率 142 次/分,宫口开大 4 cm,S+1,送郑某入产房。

情境任务:请你为郑某接产。

(2)试题编号:T-15-2。

凌某,女,29 岁,初产妇。因停经 38 周,下腹痛 3 小时入院。体查:T36.2 ℃,P86 次/分,R20 次/分,Bp125/75 mmHg。心肺检查无异常。产科检查:宫高 34 cm,腹围 96 cm,头先露,已入盆。可扪及规律宫缩,40″/5′,胎心率 144 次/分。骨盆外测量正常。阴道检查:宫口开大 2 cm,S+1。10 小时后检查宫缩 50″/1′～2′,胎心率 148 次/分,宫口开全,S+3,立即送凌某入产房。

情境任务:请你为凌某接产。

(3)试题编号:T-15-3。

徐某,女,32 岁,孕 2 产 1。因停经 41 周于 2013 年 10 月 15 日 09:10 入院。末次月经 2013 年 1 月 1 日,预产期 2013 年 10 月 8 日。停经 40 天行尿妊娠试验(+),停经 4 个月时感胎动,未定期产前检查。体格检查:T36.2 ℃,P96 次/分,R18 次/分,Bp110/70 mmHg。心肺检查无异常,双下肢无浮肿。产科检查:宫高 36 cm,腹围 106 cm,头先露,未入盆。胎心率 150 次/分。阴道检查:宫颈已消退,宫口容一指,S-2,胎膜未破。骨盆外测量正常。入院后静滴催产素引产,5 小时候后检查宫缩 45″/3′,胎心率 154 次/分,宫口开大 4 cm,S+2,扶徐某入产房准备接产。

情境任务:请你为徐某接产。

(4)试题编号:T-15-4。

赵某,女,36 岁,孕 3 产 1,因停经 40 周,下腹痛 2 小时入院。孕期常规产前检查,未发现异常,今晨四点左右出现阵发性下腹痛,伴少量阴道血性分泌物入院。体查:T36.4 ℃,P88 次/分,R18 次/分,Bp115/75 mmHg。产科检查:宫高 35 cm,腹围 94 cm,头先露,已入盆。宫缩 40″/4′～5′,胎心率 142 次/分。骨盆外测量各径线正常。阴道检查:宫口开大 2 cm,S=0,坐骨棘间径 10 cm,胎膜未破。5 小时后检查宫缩 40″～50″/2′～3′,胎心率 146 次/分,宫口开大 5 cm,S+2,扶赵某入产房准备接产。

情境任务:请你为赵某接产。

(5)试题编号:T-15-5。

王某,女,36岁,孕3产1。因停经36周,头晕1天,下腹痛2小时入院。末次月经2013年6月8日,孕期常规产前检查无异常。王某昨日活动后感头晕,休息后缓解,无头痛、眼花等不适,胎动正常。今日上午9点左右出现下腹痛,无阴道流血、流液。体查:T36.2℃,P86次/分,R20次/分,Bp145/95 mmHg。心肺检查无异常。产科检查:宫高32 cm,腹围90 cm,头先露,未入盆,未扪及宫缩,胎心率142次/分。阴道检查:宫颈管已消,宫口开大1 cm,S=0。辅助检查:尿常规:尿蛋白(+)。入院诊断:妊娠期高血压疾病:子痫前期(轻度)。宫颈Bishop评分9分,产妇具备阴道分娩条件,临产后产程进展顺利,4小时后检查宫缩40″~45″/2′~3′,胎心率136次/分,宫口开大4 cm,S+1,扶王某入产房准备接产。

情境任务:请你为王某接产。

(6)试题编号:T-15-6。

谭某,女,29岁,孕1产0。因停经36周,下腹痛2小时入院。体查:T36.5℃,P86次/分,R20次/分,Bp110/74 mmHg。心肺检查无异常。产科检查:宫高33 cm,腹围95 cm,头先露,已入盆,可扪及规律宫缩,45″/4′~5′,胎心率138次/分。阴道检查:宫口开大1 cm,S=0,胎膜未破。骨盆外测量正常。产程进展顺利,10小时后检查宫缩50″~55″/1′~2′,胎心率134次/分,宫口开全,S+3,扶谭某入产房准备接产。

情境任务:请你为谭某接产。

(7)试题编号:T-15-7。

李某,女,24岁,孕1产0。因停经39周,阴道流液2小时入院。既往体健。孕早期无明显早孕反应,孕4月时自觉胎动。孕期未定期产前检查,孕6月时在当地医院行B超检查无异常,此后一直未行产前检查。今日下午两点孕妇无明显诱因出现阴道流液,色清亮,无腹痛、腹胀,胎动正常。体查:T36.4℃,P88次/分,R18次/分,Bp120/80 mmHg。心肺检查无异常,下肢轻度水肿。产科检查:宫高34 cm,腹围96 cm,头先露,已入盆。未扪及宫缩,胎心音138次/分。阴道检查:宫颈管消80%,宫口未开,质软,位置居中,S-2。入院后静滴催产素引产,9小时后检查宫缩60″/1′~2′,胎心率142次/分,宫口开全,S+4,扶李某入产房准备接产。

情境任务:请你为李某接产。

(8)试题编号:T-15-8。

刘某,女,24岁,孕1产0。因停经39周,阵发性下腹胀痛3⁺小时入院。自诉定期产前检查均无异常。入院时体查:T36.7℃,P90次/分,R18次/分,Bp110/70 mmHg。心肺听诊无异常,腹隆,宫高30 cm,腹围95 cm,头先露,已入盆,可扪及规律性宫缩,25″~30″/5′~6′。胎心率136次/分。阴道检查:宫颈管已消,宫口开大3 cm,S=0,胎膜未破。产程进展顺利,7小时后检查宫缩50″/1′,胎心率144次/分,宫口开全,S+3,扶刘某入产房准备接产。

情境任务：请你为刘某接产。

（9）试题编号：T-15-9。

顾某，女，25 岁，孕 1 产 0。因停经 40 周，阴道少量血性分泌物 9 小时于 2014 年 8 月 9 日 9：00 入院。平素月经规则，末次月经：2013 年 11 月 2 日，预产期：2014 年 8 月 9 日。孕期定期产前检查均正常。体格检查：T36.8 ℃，P80 次/分，R20 次/分，Bp110/70 mmHg。心肺检查无异常。产科检查：腹隆，宫高 34 cm，腹围 94 cm，胎心率 140 次/分，头先露，已入盆。胎儿估重约 3600g。骨盆外测量：24-27-19-9 cm。B 超检查结果显示：胎儿双顶径 97 mm，腹围 350 mm，股骨长 71 mm，羊水指数正常，胎盘成熟度Ⅲ级，胎方位 LOA。16：00 产妇出现规律宫缩，30″/5′～6′，宫口开大 1 cm，S-2，胎膜已破，羊水清亮，胎心率 140 次/分。次日 00：50 检查宫缩 50″～60″/1′，胎心率 145 次/分，宫口开全，S＋3，扶顾某入产房准备接产。

情境任务：请你为顾某接产。

（10）试题编号：T-15-10。

赵某，女，26 岁，孕 1 产 0。因停经 40 周，规律下腹痛 1 小时入院。体查：T36.5 ℃，P85 次/分，R18 次/分，Bp110/70 mmHg。神清，心肺检查无异常。产科检查：宫高 35 cm，腹围 94 cm，头先露，未入盆，可扪及规律宫缩，30″/5′～6′。胎心率 140 次/分。阴道检查：宫颈管已消，宫口开大 1 cm，S-3。临产后，产妇精神较紧张，进食差。临产 17 小时后检查宫缩，30″～40″/5′，胎心率 140 次/分，宫口开大 3 cm，S-1。产妇出现协调性子宫收缩乏力，使用缩宫素静滴后产程进展顺利，5 小时后检查宫缩 55″/1′，胎心率 136 次/分，宫口开全，S＋3，扶赵某入产房准备接产。

情境任务：请你为赵某接产。

2. 实施条件

表 J-2-5-1　自然分娩接产技术基本实施条件

类　型	自然分娩接产技术基本实施条件	备　注
场地	（1）模拟产房；（2）处置室	
资源	（1）多功能产床；（2）接生产妇模型（已消毒并铺一次性无菌巾）；（3）胎儿模型；（4）胎盘模型；（5）治疗车；（6）新生儿辐射台；（7）新生儿体重计；（8）操作台；（9）生活垃圾桶和医用垃圾桶各 1 个；（10）处置室设有洗手设备、医用垃圾桶、生活垃圾桶、锐器盒；（11）巡回助产士 1 名（主考学校准备）	
用物	（1）一次性无菌手术衣；（2）无菌产包；（3）无菌手套；（4）5％聚维酮碘溶液或 2.5％碘酊溶液；（5）75％乙醇；（6）吸痰管；（7）一次性护脐圈；（8）病历本；（9）笔；（10）产房拖鞋、洗手衣裤、一次性口罩和帽子	
测评专家	每 10 名学生配备一名考评员，考评员要求具备中级以上职称。	

3. 考核时量

自然分娩接产技术：38 分钟（其中用物准备 8 分钟，操作 30 分钟）。

4. 评价标准

表 J-2-5-2　自然分娩接产技术考核评分标准

考核内容		考核点及评分要求	分值	扣分	得分	备注
评估及准备（15分）	产妇（6分）	1. 核对产妇个人信息	3			
		2. 评估分娩条件	3			
	环境（2分）	符合产房要求	2			
	操作者（2分）	着装符合助产士接产要求	2			
	用物（5分）	用物准备齐全（少一个扣0.5分，扣完5分为止）；逐一对用物进行评估，质量符合要求；按操作先后顺序放置	5			
实施（65分）	上台前准备（7分）	1. 核实胎位并报告（口述）	1			
		2. 协助产妇取舒适体位，消毒外阴并铺无菌巾（口述）	1			
		3. 操作者外科洗手（口述），穿无菌手术衣、戴无菌手套方法正确	3			
		4. 指导产妇使用腹压方法正确	1			
		5. 再次向产妇解释配合分娩的方法，取得合作	1			
	整理产台用物（3分）	产台用物摆放合理，与巡回助产士配合默契	3			
	保护会阴及协助胎儿娩出（20分）	1. 保护会阴时机选择正确	2			
		2. 保护会阴方法正确，会阴无裂伤	4			
		3. 协助胎头娩出方法正确，并注意控制胎头娩出速度	6			
		4. 协助胎肩娩出方法正确	4			
		5. 协助胎体娩出方法正确，并及时记录胎儿出生时间	4			
	清理新生儿呼吸道及Apgar评分（5分）	1. 清理呼吸道方法正确	2			
		2. Apgar评分准确（从5个方面说明评分情况及得分，包括1分钟和5分钟评分）	3			
	脐带处理（10分）	1. 断脐方法正确	2			
		2. 消毒脐根部方法正确	2			
		3. 套扎气门芯方法正确，扎紧无出血	4			
		4. 消毒并包扎脐带断端方法正确	2			
	确认和交接新生儿（2分）	1. 让产妇确认并说出新生儿性别	1			
		2. 递交新生儿方法正确、安全	1			
	协助胎盘娩出（7分）	1. 口述胎盘完全剥离的指征正确	4			
		2. 协助胎盘娩出方法正确	3			
	检查胎盘胎膜（5分）	检查胎盘及胎膜方法正确，口述检查结果	5			
	检查软产道（1分）	检查软产道方法正确，口述检查结果	1			

续表

考核内容		考核点及评分要求	分值	扣分	得分	备注
实施 (65分)	接产后 初步处理 (5分)	1. 擦净会阴血迹	1			
		2. 核对清点用物(器械、敷料),医用垃圾初步处理正确,产妇初步处理到位,卧位舒适	1			
		3. 脱去手术衣及手套	1			
		4. 口述产后2小时护理内容正确	1			
		5. 洗手、取下口罩,记录	1			
评价 (20分)		1. 操作规范,手法正确,动作熟练	5			
		2. 无菌观念强	5			
		3. 态度和蔼,关心、体贴产妇,与产妇沟通有效,产妇配合良好	5			
		4. 在规定时间内完成,每超过1分钟扣1分	5			
总分			100			

5. 评价指南

①按照《自然分娩接产技术操作考核评分标准》进行评分。

②自然分娩接产技术操作前充分评估胎方位、宫口大小、产力及产程进展等情况,接产时给产妇鼓励以保证产力,指导产妇配合宫缩正确使用腹压,选择在胎头拨露使会阴极度紧张时保护会阴,保护会阴的手放置正确,宫缩时用向上向内的力量托起会阴;如考生采用无保护接生,且方法正确不扣分。助娩胎儿时遵循分娩机制,控制胎儿娩出速度,不发生会阴裂伤情况;胎儿娩出后立即清理呼吸道,在确保呼吸道清理干净后才刺激新生儿啼哭,及时进行 Apgar 评分,根据现场用物准备情况可采用气门芯断脐法或脐带夹处理脐带;交接新生儿时确保安全;判断胎盘剥离后助娩胎盘,胎盘娩出后检查胎盘胎膜是否完整,先检查母体面再检查胎儿面,最后提起胎盘检查胎膜是否能完全吻合,最后由下至上检查软产道是否有裂伤。操作过程中严格遵守无菌技术操作原则,正确应对各种突发情况。产后产妇继续在产房观察2小时,并于产后30、60、90、120分钟时测量1次生命体征、了解子宫收缩情况、记录阴道出血量。

考核技能点 16:母乳喂养指导技术(考核技能点编号:J-2-6)

1. **任务描述**

(1)试题编号:T-16-1。

李某,女,28岁,孕1产0。因停经40周,规律下腹胀痛2小时于2014年4月12日入院。入院后顺产一活女婴,新生儿出生后 Apgar 评分1分钟10分,体重3200g。产妇和新生儿无母乳喂养禁忌症。

情境任务:请你指导李某进行第一次哺乳。

(2)试题编号:T-16-2。

袁某,女,30岁,孕1产1。因停经39周,下腹痛4小时入院。2014年5月4日因"臀位、巨大儿"行剖宫产取出一活女婴。今日查房:T38.2 ℃,P70 次/分,R18 次/分,Bp100/60 mmHg。双乳胀,可扪及硬块,能挤出多量乳汁。宫底脐下三指,子宫硬。剖宫产伤口纱布干燥。恶露鲜红色,量中等。新生儿哭闹不休。产妇乳房充盈,新生儿喂养不够。

情境任务:请你指导袁某进行母乳喂养。

(3)试题编号:T-16-3。

张某,30岁,女,于2014年5月25日10:00阴道分娩一足月活男婴,新生儿出生后Apgar评分1分钟8分,5分钟10分。体重3800g,身长51 cm,皮肤红润,胎毛少,足底纹理清晰。产妇、新生儿无母乳喂养禁忌症。

情境任务:请你指导张某进行第一次哺乳。

(4)试题编号:T-16-4。

周某,女,29岁,因停经40周,下腹疼痛2小时入院。入院10小时后产妇宫口开全,因"第二产程延长、会阴水肿"于2014年5月8日12:00行会阴侧切术助娩一活男婴,新生儿出生后Apgar评分1分钟8分,5分钟10分。体重3800g,身长50 cm,皮肤红润。产妇、新生儿无母乳喂养禁忌症。

情境任务:请你指导周某进行第一次哺乳。

(5)试题编号:T-16-5。

邹某,女,27岁,孕1产0。因停经40^{+3}周,阵发性下腹胀痛5小时入院。入院后检查:T36.8 ℃,P88次/分,R18次/分,Bp105/75 mmHg,心肺检查未发现异常,腹隆如足月妊娠大小,双下肢无水肿。产科检查:宫高36 cm,腹围106 cm,胎方位ROA,胎心率142次/分,宫缩$30''\sim40''/4'\sim5'$。阴道检查:宫口开大1指,宫颈质软,S-2,胎膜未破。入院诊断:1. 孕1产0宫内妊娠40^{+3}周,ROA,单活胎,临产;2. 巨大儿?产妇产程进展顺利,1小时后行会阴侧切术助娩一活女婴。产妇、新生儿无母乳喂养禁忌症。

情境任务:请你指导邹某进行第一次哺乳。

(6)试题编号:T-16-6。

刘某,女,24岁,孕1产0。停经38周,阵发性下腹胀痛3.5小时入院。入院后13小时行会阴侧切术助娩一活女婴。新生儿出生后情况良好。胎盘胎膜娩出完整。产妇、新生儿无母乳喂养禁忌症。

情境任务:请你指导刘某进行第一次哺乳。

(7)试题编号:T-16-7。

吴某,女,30岁,孕1产1。昨晚20:12经阴道分娩一足月活女婴。今日体格检查:T36.5 ℃,P78次/分,R18次/分,Bp98/68 mmHg,乳房充盈,能挤出少量乳汁,恶露血性,量中等,无异味。

情境任务:请你指导吴某进行母乳喂养。

(8)试题编号:T-16-8。

蒋某,女,30岁,孕1产1。昨日因"宫内妊娠36周,完全性前置胎盘"行剖宫产娩出一活女婴。术后第3日查房:T36.5 ℃,P78次/分,R18次/分,Bp112/70 mmHg,乳房充盈,能挤出多量乳汁,剖宫产手术切口干燥,恶露血性,量中等,无异味。产妇前2日因剖宫产切口疼痛尚未进行母乳喂养。

情境任务:请你指导蒋某进行母乳喂养。

(9)试题编号:T-16-9。

王某,女,27 岁,妊娠 39^{+2} 周,第一胎足月临产,在家自然分娩一活男婴,出生体重 3200 克,Apgar 评分 1 分钟 8 分。产后第 3 天,产妇抱新生儿一起来院检查。产妇自诉乳房胀痛,乳汁量少,新生儿吸吮不满意。体查:T36.5 ℃,R20 次/分,P90 次/分,Bp125/80 mmHg,双侧乳房发育良好,有硬结,左侧乳房皮肤发红。心肺正常,子宫收缩好,宫底脐下 2 指,无压痛。恶露暗红色,量不多,无异味。会阴无红肿。产妇乳房胀痛,新生儿吸吮不满意,考虑可能是母乳喂养方法不当,新生儿吸吮不够所致。

情境任务:请你指导王某进行母乳喂养。

(10)试题编号:T-16-10。

易某,女,28 岁,妊娠 38 周,完全性前置胎盘,于 2013 年 11 月 20 日 10:14 行剖宫产娩出一活男婴。新生儿出生后情况良好。

情境任务:请你对易某进行第一次母乳喂养知识辅导并指导其进行第一次哺乳。

(11)试题编号:T-16-11。

刘某,24 岁,女,因停经 36 周,下腹胀痛 3 小时入院,入院时检查宫颈管已消,宫口开大 2 cm,诊断为早产临产。产妇于 2014 年 5 月 25 日 10:00 阴道分娩一活男婴,新生儿出生后 Apgar 评分 1 分钟 8 分,5 分钟 10 分。体重 3000g,身长 50 cm,皮肤红润,胎毛少,足底纹理清晰。产妇、新生儿无母乳喂养禁忌症。

情境任务:请你指导刘某进行第一次哺乳。

2. 实施条件

表 J-2-6-1　母乳喂养指导技术基本实施条件

类　型	母乳喂养指导技术基本实施条件	备　注
场地	(1)模拟产后病房;(2)处置室	
资源	(1)床单位;(2)新生儿床单位;(3)产妇(由主考学校准备志愿者);(4)靠背椅;(5)踏板;(6)处置室设有洗手设备、医用垃圾桶、生活垃圾桶;(7)哺乳抱枕;(8)屏风	
用物	(1)脸盆;(2)温开水壶(内盛 39～41 ℃温开水);(3)小毛巾;(4)手消剂;(5)病历本;(6)笔	工作服、帽子、挂表由主考学校准备
测评专家	每 10 名学生配备一名考评员,考评员要求具备中级以上职称。	

3. 考核时量

母乳喂养指导技术:20 分钟(其中用物准备 5 分钟,操作 15 分钟)。

4. 评价标准

表 J-2-6-2　母乳喂养指导技术考核评分标准

考核内容		考核点及评分要求	分值	扣分	得分	备注
评估及准备 (20分)	产妇及新生儿 (9分)	1. 产妇对母乳喂养的认识与配合程度	3			
		2. 评估新生儿情况,有无母乳喂养禁忌症	3			
		3. 评估产妇有无母乳喂养禁忌症	3			
	环境 (2分)	符合母乳喂养要求	2			
	操作者 (4分)	1. 着装整齐,挂表	2			
		2. 洗手方法正确	2			
	用物 (5分)	用物准备齐全(少一个扣1分,扣完5分为止);逐一对用物进行评估,质量符合要求;按操作先后顺序放置	5			
实施 (60分)	产妇洗手 (4分)	1. 指导产妇洗手	2			
		2. 指导产妇必要时清洁乳头及乳晕	2			
	指导哺乳体位 (6分)	根据产妇分娩情况、全身情况及产妇意愿选择合适的哺乳体位	6			
	指导哺乳姿势 (10分)	指导哺乳姿势讲述清楚,产妇能理解,姿势合适	10			
	指导正确托乳房 (6分)	指导产妇托乳房方法正确,产妇能正确完成	6			
	指导帮助新生儿含接 (10分)	指导产妇帮助新生儿含接乳头方法正确,乳房没有堵住新生儿鼻孔	10			
	判断新生儿是否正确含接 (10分)	能口述判断新生儿是否正确含接乳头的指征	10			
	哺乳后指导 (6分)	1. 交换乳房哺乳时机及哺乳时间指导正确	2			
		2. 指导退出乳头方法正确	2			
		3. 指导排出新生儿胃内空气方法正确	2			
	操作后处理 (8分)	1. 指导产妇哺乳后抱新生儿体位正确,产妇能正确完成	2			
		2. 整理床单位,协助产妇取舒适卧位	2			
		3. 整理用物,垃圾初步处理正确	2			
		4. 及时消毒双手,方法正确,记录	2			
评价 (20分)		1. 操作规范,动作熟练,指导有效	5			
		2. 态度和蔼,语言亲切,沟通良好,体现人文关怀	5			
		3. 新生儿无不良情况发生	5			
		4. 在规定时间内完成,每超过1分钟扣1分	5			
总分			100			

5. 评价指南

①按照《母乳喂养指导技术操作考核评分标准》进行评分。

②母乳喂养指导技术操作前了解产妇和新生儿有无母乳喂养禁忌症及产妇对母乳喂养的认识,向产妇及家属宣教母乳喂养的好处,取得配合;进行指导时态度和蔼,耐心细致,重点指导产妇抱新生儿哺乳的姿势、如何帮助新生儿含接乳头、如何判断新生儿是否正确含接、如何控制乳汁流出的速度、如何防止乳房堵塞新生儿口鼻、如何退出乳头、如何防止溢奶等方法;指导结束后鼓励产妇保持心情愉快、保证充足的睡眠、多进食高蛋白的汤类食物,保证乳量。

考核技能点 17:新生儿复苏(考核技能点编号:J-2-7)

1. 任务描述

(1)试题编号:T-17-1。

张某,女,30 岁,孕 2 产 0。因停经 38 周,摔倒后持续性下腹痛 1 小时急诊入院。孕妇末次月经 2013 年 8 月 3 日,孕期一直定期行产前检查,未发现异常。今日上午 10 点回家时在小区内不慎摔倒,随后出现持续性腹痛,有少量阴道流血,无阴道流液。体查:T36.8 ℃,P105 次/分,R20 次/分,Bp90/60 mmHg,心肺听诊无异常,腹隆,如孕 9 月大小,肝脾扪诊不满意,双下肢轻度水肿。产科检查:宫高 31 cm,腹围 90 cm,可扪及宫缩,间歇期不能放松,宫底部压痛明显,胎方位触诊不满意,胎心音听诊不满意。辅助检查:B 超显示:宫内单活胎,晚期妊娠,胎盘早剥(胎盘位于子宫底部)。入院诊断:胎盘早剥。拟急诊行剖宫产术,新生儿出生时羊水清亮,无呼吸,肌张力差。

情境任务:①立即进行新生儿初步复苏。

②完成初步复苏后,评估新生儿。(备注:此时考评员告知考生目前新生儿心率和呼吸情况,结果将指引考生进行正压通气)

③立即予以正压通气。30 秒正压通气后,再次评估新生儿。(备注:此时考评员告知考生目前新生儿心率情况,结果将指引考生进行矫正通气)

④矫正通气步骤。30 秒后再次评估新生儿。(备注:此时考评员告知考生目前新生儿心率情况,结果将指引考生进行胸外按压)

⑤立即予以胸外按压。按压 45~60 秒后评估新生儿并报告结果。(备注:此时考评员告知考生目前新生儿心率和呼吸情况,结果将指引考生终止复苏操作)

(2)试题编号:T-17-2。

龚某,25 岁,孕 4 产 2。因停经 37^{+5} 周,腹痛 1 小时入院。入院体格检查:T36.8 ℃,P94 次/分,R20 次/分,Bp90/60 mmHg,神清,心肺正常。产科检查:宫高 40 cm,腹围 105 cm,宫缩 30″/5′~6′,胎心率 138 次/分,估计胎重 4000 g。入院诊断:1. 宫内妊娠 37^{+5} 周,LOA,活胎,临产;2. 巨大儿?新生儿出生时羊水清亮,呼吸不规则,全身青紫,四肢屈曲,哭声弱。

情境任务:①立即进行新生儿初步复苏。

②完成初步复苏后,评估新生儿。(备注:此时考评员告知考生目前新生儿心率和呼吸

情况,结果将指引考生进行正压通气)

③立即予以正压通气。30秒正压通气后,再次评估新生儿。(备注:此时考评员告知考生目前新生儿心率情况,结果将指引考生进行矫正通气)

④矫正通气步骤。30秒后再次评估新生儿。(备注:此时考评员告知考生目前新生儿心率情况,结果将指引考生进行胸外按压)

⑤立即予以胸外按压。按压45~60秒后评估新生儿并报告结果。(备注:此时考评员告知考生目前新生儿心率和呼吸情况,结果将指引考生终止复苏操作)

(3)试题编号:T-17-3。

陈某,女,23岁,孕1产0。因停经39^{+3}周,胸闷、憋气2天急诊入院。孕妇平素月经规律,核对孕周无误。妊娠30周时诊断为妊娠期糖尿病。2天前无诱因突感胸闷、憋气、恶心、呕吐,可平卧,休息后亦不缓解,急诊入我院。否认高血压、心脏病等病史。其父患有糖尿病。体格检查:T37.1 ℃,P118次/分,R20次/分,Bp110/70 mmHg。一般情况好,神志清楚,心肺听诊无异常。产科检查:腹部膨隆,未扪及宫缩。宫高34 cm,腹围96 cm,头先露,未入盆,胎心率140次/分。孕妇入院后诊断:妊娠期糖尿病合并酮症酸中毒。经积极治疗,孕妇病情稳定后行剖宫产术,新生儿出生时羊水Ⅰ°污染,皮肤青紫,呼吸不规则,肌张力差。

情境任务:①立即进行新生儿初步复苏。

②完成初步复苏后,评估新生儿。(备注:此时考评员告知考生目前新生儿心率和呼吸情况,结果将指引考生进行正压通气)

③立即予以正压通气。30秒正压通气后,再次评估新生儿。(备注:此时考评员告知考生目前新生儿心率情况,结果将指引考生进行矫正通气)

④矫正通气步骤。30秒后再次评估新生儿。(备注:此时考评员告知考生目前新生儿心率情况,结果将指引考生进行胸外按压)

⑤立即予以胸外按压。按压45~60秒后评估新生儿并报告结果。(备注:此时考评员告知考生目前新生儿心率和呼吸情况,结果将指引考生终止复苏操作)

(4)试题编号:T-17-4。

夏某,女,24岁,孕1产0。因停经8个月,下肢浮肿20余天,下腹疼痛2小时于2013年10月27日急诊入院。平素月经规则,末次月经2014年2月2日,预产期2014年11月9日。停经后无明显早孕反应,停经40^+天尿妊娠试验阳性,停经4^+月感胎动,未定期产前检查。20天前孕妇出现双下肢浮肿,并进行性加重,休息后不能缓解,无头昏、眼花、视物模糊等自觉症状,未就诊。入院当日下午孕妇突感下腹疼痛,呈持续性,伴恶心、呕吐、头晕、乏力,急诊住入医院。既往体健,否认高血压、心脏病、肾病、肝病史。体格检查:T36.8 ℃,P120次/分,R20次/分,Bp150/90 mmHg,神志清楚,贫血貌,双肺听诊无异常,心率齐,未闻及杂音。腹隆,宫底剑突下1指,子宫张力大,胎心率140次/分。阴道指检:宫颈管未消,宫口未开,头先露,S-2,胎膜未破。辅助检查:尿蛋白(++)。血常规:WBC12.70×10^9/L,N80%,L16%,Hb69g/L,RBC2.86×10^{12}/L,PLT85×10^9/L。B超示:胎盘位于子宫后壁,厚 7 cm,头位,胎盘后见液暗区。诊断:胎盘早剥,急诊行剖宫产术。新生儿出生时羊水呈血性,四肢青紫,呼吸不规则,喉反射弱,无肌张力。

情境任务:①立即进行新生儿初步复苏。

②完成初步复苏后,评估新生儿。(备注:此时考评员告知考生目前新生儿心率和呼吸情况,结果将指引考生进行正压通气)

③立即予以正压通气。30 秒正压通气后,再次评估新生儿。(备注:此时考评员告知考生目前新生儿心率情况,结果将指引考生进行矫正通气)

④矫正通气步骤。30 秒后再次评估新生儿。(备注:此时考评员告知考生目前新生儿心率情况,结果将指引考生进行胸外按压)

⑤立即予以胸外按压。按压 45～60 秒后评估新生儿并报告结果。(备注:此时考评员告知考生目前新生儿心率和呼吸情况,结果将指引考生终止复苏操作)

(5)试题编号:T-17-5。

黄某,女,孕 1 产 0。产妇停经 37^{+3} 周,因轻微活动后出现心悸、气促 2 天入院。既往有风湿性心脏病病史。入院后体查:T36.5 ℃,P118 次/分,R24 次/分,Bp150/90 mmHg,产妇入院后积极治疗,病情平稳后行剖宫产术,新生儿出生时羊水清亮,呼吸表浅、不规则,四肢稍屈,哭声弱,四肢皮肤紫。

情境任务:①立即进行新生儿初步复苏。

②完成初步复苏后,评估新生儿。(备注:此时考评员告知考生目前新生儿心率和呼吸情况,结果将指引考生进行正压通气)

③立即予以正压通气。30 秒正压通气后,再次评估新生儿。(备注:此时考评员告知考生目前新生儿心率情况,结果将指引考生进行矫正通气)

④矫正通气步骤。30 秒后再次评估新生儿。(备注:此时考评员告知考生目前新生儿心率情况,结果将指引考生进行胸外按压)

⑤立即予以胸外按压。按压 45～60 秒后评估新生儿并报告结果。(备注:此时考评员告知考生目前新生儿心率和呼吸情况,结果将指引考生终止复苏操作)

(6)试题编号:T-17-6。

杨某,女,29 岁,孕 5 产 0。因停经 37 周,阴道流血 1 小时急诊入院。孕妇于孕 7 月时行系统彩超发现"部分性前置胎盘",孕妇无阴道流血,后一直在家卧床休息。今晨 6 点左右孕妇突然出现阴道流血,量约 400 ml,无腹痛等不适,胎动正常,遂急诊入院。体查:T36.8 ℃,P104 次/分,R20 次/分,Bp90/60 mmHg,心肺检查无异常,腹隆如足月妊娠大小,肝脾扪诊不满意,双下肢无水肿。产科检查:宫高 30 cm,腹围 88 cm,胎方位 RSA,胎心率 160 次/分,无宫缩。B 超检查诊断为:部分性前置胎盘。入院后急诊行剖宫产术,新生儿出生时羊水清亮,哭声微弱,皮肤苍白,肌张力差。

情境任务:①立即进行新生儿初步复苏。

②完成初步复苏后,评估新生儿。(备注:此时考评员告知考生目前新生儿心率和呼吸情况,结果将指引考生进行正压通气)

③立即予以正压通气。30秒正压通气后,再次评估新生儿。(备注:此时考评员告知考生目前新生儿心率情况,结果将指引考生进行矫正通气)

④矫正通气步骤。30秒后再次评估新生儿。(备注:此时考评员告知考生目前新生儿心率情况,结果将指引考生进行胸外按压)

⑤立即予以胸外按压。按压45~60秒后评估新生儿并报告结果。(备注:此时考评员告知考生目前新生儿心率和呼吸情况,结果将指引考生终止复苏操作)

(7)试题编号:T-17-7。

黄某,女,26岁,孕1产0。因停经40周,下腹部阵发性疼痛6小时入院。在第二产程中胎儿出现胎心增快,波动于170~180次/分左右,产妇宫缩乏力,行吸引器助产,新生儿出生时羊水Ⅱ°污染,皮肤苍白,呼吸不规则,四肢略屈曲。

情境任务:①立即进行新生儿初步复苏。

②完成初步复苏后,评估新生儿。(备注:此时考评员告知考生目前新生儿心率和呼吸情况,结果将指引考生进行正压通气)

③立即予以正压通气。30秒正压通气后,再次评估新生儿。(备注:此时考评员告知考生目前新生儿心率情况,结果将指引考生进行矫正通气)

④矫正通气步骤。30秒后再次评估新生儿。(备注:此时考评员告知考生目前新生儿心率情况,结果将指引考生进行胸外按压)

⑤立即予以胸外按压。按压45~60秒后评估新生儿并报告结果。(备注:此时考评员告知考生目前新生儿心率和呼吸情况,结果将指引考生终止复苏操作)

(8)试题编号:T-17-8。

徐某,女,26岁,初产妇。因停经39^{+5}周,阵发性下腹部胀痛4小时入院。入院时体格检查:T36.5 ℃,P78次/分,R18次/分,Bp110/75 mmHg,神志清楚,心肺检查正常。产科检查:宫高37 cm,腹围105 cm,胎位LOA,胎心率130次/分,宫缩30″~40″/5′~6′,胎儿体重估计约4100g。入院诊断:1. 宫内妊娠39^{+5}周,LOA,活胎,临产;2. 巨大儿? 产妇入院13小时后检查宫口开全,行人工破膜,流出棕黄色羊水,质粘稠,半小时后胎儿娩出,新生儿出生后呼吸不规则,全身皮肤青紫,肌张力差。

情境任务:①立即进行新生儿初步复苏。

②完成初步复苏后,评估新生儿。(备注:此时考评员告知考生目前新生儿心率和呼吸情况,结果将指引考生进行正压通气)

③立即予以正压通气。30秒正压通气后,再次评估新生儿。(备注:此时考评员告知考生目前新生儿心率情况,结果将指引考生进行矫正通气)

④矫正通气步骤。30秒后再次评估新生儿。(备注:此时考评员告知考生目前新生儿心率情况,结果将指引考生进行胸外按压)

⑤立即予以胸外按压。按压45~60秒后评估新生儿并报告结果。(备注:此时考评员告知考生目前新生儿心率和呼吸情况,结果将指引考生终止复苏操作)

(9)试题编号:T-17-9。

付某,女,40岁,孕4产1。因停经38周,阴道流液伴阵发性下腹疼痛2小时入院。孕妇今日10:00左右无明显诱因出现阴道流液,颜色清亮,并伴阵发性下腹疼痛,约7~8分钟一次。入院时体格检查:T36.6 ℃,R20 次/分,P90 次/分,Bp110/70 mmHg。心肺检查无异常。产科检查:腹隆,宫高33 cm,腹围98 cm,头先露,已入盆,可扪及不规则宫缩。胎心率145 次/分。14 小时后胎儿娩出,新生儿出生时羊水清亮,无自主呼吸,无喉反射,皮肤苍白,四肢肌张力差。

情境任务:①立即进行新生儿初步复苏。

②完成初步复苏后,评估新生儿。(备注:此时考评员告知考生目前新生儿心率和呼吸情况,结果将指引考生进行正压通气)

③立即予以正压通气。30秒正压通气后,再次评估新生儿。(备注:此时考评员告知考生目前新生儿心率情况,结果将指引考生进行矫正通气)

④矫正通气步骤。30秒后再次评估新生儿。(备注:此时考评员告知考生目前新生儿心率情况,结果将指引考生进行胸外按压)

⑤立即予以胸外按压。按压45~60秒后评估新生儿并报告结果。(备注:此时考评员告知考生目前新生儿心率和呼吸情况,结果将指引考生终止复苏操作)

(10)试题编号:T-17-10。

刘某,女,32岁,因停经38^{+3}周,阴道流液3$^+$小时就诊。平素月经规律,核对孕周无误。产妇既往体健。24岁结婚,孕6产1,两年前足月顺娩一活女婴,重3900g,健在。体格检查:T36.5 ℃,P78 次/分,R18 次/分,Bp110/75 mmHg。心肺检查无异常,腹部膨隆,肝脾肋下未及,双下肢浮肿(一)。产科检查:宫高34 cm,腹围110 cm,未扪及宫缩,胎心率140 次/分,头先露,未衔接。骨盆外测量正常。阴道检查:宫颈管未消,宫口未开,头先露,S-2。胎膜已破,羊水清,量中。入院后观察12小时未临产,予催产素静滴引产,产程进展顺利。新生儿出生后四肢青紫,呼吸不规则,四肢稍屈曲。

情境任务:①立即进行新生儿初步复苏。

②完成初步复苏后,评估新生儿。(备注:此时考评员告知考生目前新生儿心率和呼吸情况,结果将指引考生进行正压通气)

③立即予以正压通气。30秒正压通气后,再次评估新生儿。(备注:此时考评员告知考生目前新生儿心率情况,结果将指引考生进行矫正通气)

④矫正通气步骤。30秒后再次评估新生儿。(备注:此时考评员告知考生目前新生儿心率情况,结果将指引考生进行胸外按压)

⑤立即予以胸外按压。按压45~60秒后评估新生儿并报告结果。(备注:此时考评员告知考生目前新生儿心率和呼吸情况,结果将指引考生终止复苏操作)

2. 实施条件

表 J-2-7-1　新生儿复苏基本实施条件

类　型	新生儿复苏基本实施条件	备　注
场地	(1)模拟产房;(2)处置室	
资源	(1)新生儿远红外线辐射抢救台;(2)新生儿复苏模型(已置于垫以浴巾的辐射台);(3)氧源;(4)新生儿电动负压吸引器;(5)多功能产床;(6)接生模型;(7)治疗车;(8)处置室设有洗手设备、医用垃圾桶、生活垃圾桶;(9)助手1名(主考学校准备);(10)带秒针的钟表	
用物	(1)无菌缸(内置洗耳球1个);(2)复苏气囊、面罩;(3)听诊器;(4)浴巾;(5)肩垫;(6)吸痰管;(7)无菌手套;(8)手消剂;(9)病历本;(10)笔;(12)新生儿包被;(13)75%酒精纱布缸;(14)无菌持物钳及筒	工作服、帽子、口罩、挂表由主考学校准备
测评专家	每10名学生配备一名考评员,考评员要求具备中级以上职称。	

3. 考核时量

新生儿复苏:13分钟(其中用物准备5分钟,操作8分钟)。

4. 评价标准

表 J-2-7-2　新生儿复苏考核评分标准

考核内容		考核点及评分要求	分值	扣分	得分	备注
评估及准备(20分)	新生儿(7分)	1. 在5秒内完成快速评估(口述)	5			
		2. 呼救并准备复苏	2			
	环境(3分)	符合产房要求	3			
	操作者(5分)	1. 衣帽整齐,挂表	2			
		2. 七步洗手、戴无菌手套方法正确	3			
	用物(5分)	用物准备齐全(少一个扣1分,扣完5分为止);逐一对用物进行评估,质量符合要求;按操作先后顺序放置	5			
实施(65)	初步复苏(20分)	1. 保持体温方法正确	2			
		2. 摆正体位(鼻吸气位)	2			
		3. 口述气管内吸引的指征	3			
		4. 吸净口鼻内的黏液和羊水	3			
		5. 擦干全身方法正确	2			
		6. 诱发自主呼吸方法正确	2			
		7. 重新摆正体位	2			
		8. 以上1~7项在30秒内完成	2			
		9. 口述评估呼吸、心率	2			
	正压人工通气(20分)	1. 口述正压人工通气指征正确	2			
		2. 选择合适型号的气囊和面罩,氧浓度调节正确	2			
		3. 正压人工通气压力正确、频率正确	8			
		4.30秒正压通气操作规范	3			
		5. 口述评估呼吸、心率	2			
		6. 矫正通气,30秒后再次评估	3			

续表

考核内容		考核点及评分要求	分值	扣分	得分	备注
实施 (65分)	胸外心 脏按压 (20分)	1. 口述胸外心脏按压指征正确	2			
		2. 胸外按压定位准确	2			
		3. 胸外按压手法、深度、频率正确	10			
		4. 45～60秒胸外按压操作规范	3			
		5. 口述评估呼吸、心率	3			
	复苏后 处理 (5分)	1. 将新生儿包裹好;口述转移至新生儿科进行复苏后处理	2			
		2. 清理用物,医用垃圾初步处理正确	2			
		3. 脱去无菌手套、及时消毒双手,方法正确,取下口罩,口述记录复苏过程	1			
评价 (15分)		1. 急救意识强,操作规范,手法正确,动作连贯	5			
		2. 与助手配合良好,表述清楚,关心体贴	5			
		3. 在规定时间内完成,时间每超过30秒扣1分	5			
总分			100			

5. 评价指南

①按照《新生儿复苏考核评分标准》进行评分。

②新生儿复苏前对新生儿的评估准确快速;初步复苏应在30秒内完成;正压通气时通气频率正确,面罩密闭良好;胸外按压手法正确,与助手配合良好;复苏操作过程中及时评估和反馈新生儿情况;复苏成功后将新生儿转入新生儿科进行复苏后护理,根据新生儿情况向家属进行合理解释。

考核技能点 18:新生儿沐浴(盆浴)(考核技能点编号:J-2-8)

1. 任务描述

(1)试题编号:T-18-1。

吴某,女,28岁,孕1产0,既往体健。因停经39周于2014年8月24日入院。入院后顺产一活男婴,出生时体重3600g,Apgar评分1分钟10分。

新生儿出生后第二天,生命体征平稳,08:00肛温37.3 ℃,可以进行新生儿皮肤清洁和护理。

情境任务:请你为新生儿沐浴。

(2)试题编号:T-18-2。

谢某,女,31岁,孕2产1,因"臀位"剖宫产娩出一足月新生儿,新生儿娩出后Apgar评分1分钟9分,出生体重3850克。

第二天新生儿呼吸规则,心率130次/分,哭声洪亮,皮肤红润,四肢肌张力佳,吸吮能力强。可以进行皮肤清洁和护理。

情境任务:请你为新生儿沐浴。

(3)试题编号:T-18-3。

刘某,女,28岁,妊娠37周,第二胎,因完全性前置胎盘行剖宫产终止妊娠,新生儿出生

1 分钟评分 8 分。

第二天新生儿呼吸规则,心率 132 次/分,哭声洪亮,皮肤红润,四肢肌张力好,吸吮能力佳,约进食牛奶 50 ml。可以进行皮肤清洁和护理。

情境任务:请你为新生儿沐浴。

(4)试题编号:T-18-4。

蒋某,女,34 岁,孕 1 产 0,因停经 39 周,阵发性下腹痛 2 小时入院。入院时产科检查:宫高 33 cm,腹围 99 cm,可扪及规律宫缩,45″/4′～5′,头先露,已入盆。胎心率正常。产妇入院 12 小时后顺产一活女婴,新生儿出生后 Apgar 评分 1 分钟 10 分,体重 3200g,身长 51 cm。

第二天上午查房新生儿生命体征平稳,一般情况好。请按新生儿护理常规给该新生儿进行护理。

情境任务:请你为新生儿沐浴。

(5)试题编号:T-18-5。

李某,女,30 岁,孕 1 产 0。于 2014 年 5 月 20 日 13:00 行产钳术助娩一活男婴,新生儿出生后 Apgar 评分 1 分钟 9 分,体重 3700g,身长 50 cm,皮肤红润,胎毛少,足底纹理清晰。新生儿出生后第二天上午,新生儿全身汗湿需沐浴更衣。

情境任务:请你为新生儿沐浴。

(6)试题编号:T-18-6。

彭某,女,31 岁,孕 1 产 0。妊娠 40 周临产入院,于 2014 年 3 月 15 日 9:00 因"巨大儿"行剖宫产术娩出一女婴,新生儿出生后 Apgar 评分 1 分钟 9 分,体重 4200g。

新生儿出生后第二天一般情况良好,需进行新生儿日常护理。

情境任务:请你为新生儿沐浴。

(7)试题编号:T-18-7。

湛某,女,28 岁,孕 1 产 0。因宫内妊娠 39 周,临产入院。胎儿娩出后出血较多,检查有软产道裂伤,立即缝合。新生儿出生后 1 分钟 Apgar 评分 8 分,5 分钟评分 10 分。

第二天新生儿一般情况良好,吸吮力佳,排胎便 8 次,进行新生儿日常护理。

情境任务:请你为新生儿沐浴。

(8)试题编号:T-18-8。

周某,女,23 岁,孕 3 产 0。因停经 37 周,无痛性阴道流血 1 小时入院。孕妇末次月经 2013 年 4 月 27 日,停经 1⁺ 月出现恶心、呕吐等早孕反应,3 月后自行消失,孕 4 月感胎动至今。定期产前检查未发现异常。停经 30 周时 B 超检查提示中央性前置胎盘。3 小时前产妇无明显诱因出现阴道流血,约 200 ml,无下腹阵痛,自诉胎动正常。入院诊断:1. 孕 3 产 0 宫内妊娠 37 周,LOA,单活胎;2. 中央性前置胎盘。

入院后孕妇行剖宫产术娩出一活男婴,Apgar 评分 1 分钟 9 分,体重 3200g。新生儿出生后第二天生命体征平稳,一般情况良好,排胎便 6 次,需进行新生儿日常护理。

情境任务:请你为新生儿沐浴。

2. 实施条件

表 J-2-8-1　新生儿沐浴(盆浴)基本实施条件

类　型	新生儿沐浴(盆浴)基本实施条件	备　注
场地	(1)模拟新生儿护理室；(2)处置室	
资源	(1)散包台；(2)操作台；(3)新生儿模型；(4)浴盆(内装 39~41 ℃温水)；(5)新生儿床单位；(6)治疗车；(7)新生儿家长(主考学校准备志愿者)；(8)处置室设有洗手设备、医用垃圾桶、生活垃圾桶	
用物	(1)新生儿衣服；(2)纸尿裤；(3)包被；(4)浴巾；(5)大毛巾；(6)小毛巾；(7)洗发沐浴液；(8)指甲剪；(9)手消剂；(10)无菌棉签；(11)75%酒精；(12)新生儿爽身粉；(13)水温计；(14)围裙；(15)病历本；(16)笔；(17)皮肤消毒剂(必要时用)；(18)5%鞣酸软膏(必要时用)	工作服、帽子由主考学校准备
测评专家	每10名学生配备一名考评员，考评员要求具备中级以上职称。	

3. 考核时量

新生儿沐浴(盆浴)：25 分钟(其中用物准备 5 分钟，操作 20 分钟)。

4. 评价标准

表 J-2-8-2　新生儿沐浴(盆浴)考核评分标准

考核内容		考核点及评分要求	分值	扣分	得分	备注
评估及准备(20分)	新生儿(4分)	1. 核对新生儿基本信息并解释操作目的	2			
		2. 沐浴时间选择恰当	2			
	环境(2分)	符合沐浴要求，湿式清洁治疗车和操作台(口述)	2			
	操作者(4分)	1. 着装整齐	2			
		2. 指甲已修剪，口述洗手方法正确	2			
	用物(10分)	用物准备齐全(少一个扣0.5分，扣完10分为止)；逐一对用物进行评估，质量符合要求；按操作先后顺序放置	10			
实施(60分)	沐浴前准备(12分)	1. 系好围裙，调试水温，在盆底垫大毛巾	2			
		2. 将新生儿抱至散包台，解开包被，再次核对新生儿基本信息	4			
		3. 评估新生儿全身情况，脱新生儿衣裤动作熟练(保留纸尿裤)，用浴巾包裹新生儿全身，口述评估情况	6			
	沐浴(32分)	1. 清洗头面部时抱姿正确，新生儿安全	4			
		2. 面部清洗方法正确，动作轻柔	5			
		3. 防止水流入耳道方法正确	2			
		4. 头发清洗方法正确，及时擦干	3			
		5. 将新生儿抱回散包台，解开浴巾，取下纸尿裤	2			
		6. 清洗躯干时抱姿正确，换手时动作熟练，新生儿安全	4			
		7. 按顺序擦洗新生儿全身，沐浴液冲洗干净，动作轻柔、熟练，新生儿安全	10			
		8. 及时将新生儿抱起放于浴巾中，迅速包裹拭干水份	2			

续表

考核内容		考核点及评分要求	分值	扣分	得分	备注
实施 (60分)	沐浴后 处理 (16分)	1. 新生儿脐部评估及护理方法正确	2			
		2. 新生儿臀部护理正确	2			
		3. 扑爽身粉部位、方法正确	2			
		4. 给新生儿穿衣方法正确,动作熟练	2			
		5. 脱去围裙,将新生儿安置妥当,并告知家长沐浴情况及沐浴后的注意事项	4			
		6. 垃圾初步处理正确				
		7. 及时消毒双手,记录沐浴情况	2			
评价 (20分)		1. 新生儿、环境、自身、用物的评估及准备工作到位	4			
		2. 操作规范,手法正确,动作熟练,操作过程中新生儿安全	4			
		3. 和新生儿及家属沟通有效,取得合作	4			
		4. 态度和蔼,仪表举止大方,关爱新生儿	4			
		5. 在规定时间内完成,每超过1分钟扣1分	4			
总分			100			

5. 评价指南

①按照《新生儿沐浴(盆浴)考核评分标准》进行评分。

②新生儿沐浴(盆浴)操作前应仔细核对新生儿信息,评估进食和大小便情况;沐浴过程中始终注意保护新生儿,观察全身情况,动作轻柔、迅捷;头部沐浴注意堵塞耳道,沐浴露应先在手上揉搓成泡沫状再涂在新生儿身上,扑爽身粉时注意保护新生儿口腔、鼻腔及会阴部;沐浴后嘱家属观察新生儿有无呕吐、肤色改变等不适,有异常及时处理并呼叫,并对妈妈进行新生儿护理相关知识指导。

考核技能点 19:新生儿抚触(考核技能点编号:J-2-9)

1. 任务描述

(1)试题编号:T-19-1。

王某,女,30岁,宫内孕39周临产入院,于2014年4月22日19:00行胎头吸引术娩出一活男婴,新生儿出生后Apgar评分1分钟9分,体重3600g,身长50cm,皮肤红润,胎毛少,足底纹理清晰。

第二天为新生儿进行日常护理,产妇及家属要求在沐浴后为新生儿进行抚触。

情境任务:请你为新生儿进行抚触,并指导家属。

(2)试题编号:T-19-2。

江某,女,29岁。因停经39周,晨起突然阴道流液2小时于2013年12月20日10:30入院。入院时体格检查:T36.6℃,P90次/分,R18次/分,Bp122/70mmHg。心肺听诊无异常。产科检查:腹隆,无压痛,未扪及宫缩,胎心率155次/分。羊水清亮,无异味。诊断:胎膜早破。破膜12小时后产妇临产,产妇产程进展顺利,经阴道娩出一活男婴,体重3000克,Apgar评分1分钟9分。

第二天查房新生儿生命体征平稳,一般情况良好。

情境任务:请你为新生儿进行抚触。

(3)试题编号:T-19-3。

李某,女,26 岁,妊娠 39 周,急产一活男婴,软产道有撕裂伤。新生儿出生体重 3100g,身长 50 cm,皮肤红润,有少量毳毛。外阴发育良好,足底纹理清晰。

第二天上午查房新生儿精神好,母乳喂养,吸吮吞咽好,排胎便 5 次。告知家属今日可进行新生儿抚触。

情境任务:家属同意为新生儿进行抚触,请你在宝宝沐浴后对其进行抚触。

(4)试题编号:T-19-4。

刘某,女,28 岁,足月顺产一女婴,体重 3200 克,Apgar 评分 1 分钟 10 分。

第二天查新生儿 T37.3 ℃(肛温),P130 次/分,R40 次/分,精神好,母乳喂养,已排胎便 6 次,小便 3 次。告知家属今日可进行新生儿抚触。

情境任务:家属同意为宝宝进行抚触,请你在新生儿沐浴后对其进行抚触。

(5)试题编号:T-19-5。

陈某,女,30 岁。因停经 39 周,阴道流液 2 小时入院。入院时体格检查:T36.8 ℃,P84 次/分,R18 次/分,Bp116/74 mmHg。心肺听诊无异常。产科检查:腹隆,无压痛,可扪及不规则宫缩,胎心率 150 次/分。羊水清亮,无异味。诊断:胎膜早破。入院 12 小时后临产,产程进展顺利,经阴道娩出一活男婴,体重 3000 克,Apgar 评分 1 分钟 9 分。

第二天查新生儿:T37 ℃(肛温),P130 次/分,R34 次/分,哭声响亮,吸吮力佳,母乳喂养,已排胎便 7 次。

情境任务:请你选择合适的时机为新生儿进行抚触。

(6)试题编号:T-19-6。

付某,女,26 岁,于 2014 年 3 月 22 日 10:00 顺产一活男婴,新生儿出生后 Apgar 评分 1 分钟 10 分,体重 2750g,身长 50 cm,皮肤红润,哭声响亮,胎毛少,足底纹理清晰。

第二天新生儿生命体征平稳,面色红润,哭声响亮,母乳喂养。告知家属今日可进行新生儿抚触。

情境任务:家属同意为宝宝进行抚触,请你在新生儿沐浴后对其进行抚触。

(7)试题编号:T-19-7。

胡某,女,29 岁,孕 1 产 0,因停经 40 周,阵发性下腹痛 2 小时入院。入院时产科检查:宫高 33 cm,腹围 99 cm,可扪及规律宫缩,45″/4′~5′,头先露,已入盆。胎心率正常。产妇入院 12 小时后顺产一活女婴,新生儿出生后 Apgar 评分 1 分钟 10 分,体重 3200g,身长 51 cm。

第二天新生儿精神好,母乳喂养,吸吮吞咽好,排胎便 5 次。告知家属今日可进行新生儿抚触。

情境任务:家属同意为新生儿进行抚触,请你在宝宝沐浴后对其进行抚触。

(8)试题编号:T-19-8。

文某,女,30岁,孕1产0,既往体健。因停经40周于2014年6月20日入院。入院后顺产一活女婴,出生时体重3500g,Apgar评分1分钟10分。

新生儿出生后第四天,生命体征平稳,一般情况好。家属希望在出院前学会新生儿抚触的方法。

情景任务:请你为新生儿进行抚触,并对家属进行指导。

2. 实施条件

表 J-2-9-1　新生儿抚触基本实施条件

类　型	新生儿抚触基本实施条件	备　注
场地	(1)模拟新生儿护理室;(2)处置室	
资源	(1)抚触台;(2)新生儿抚触模型;(3)新生儿床单位;(4)背景音乐;(5)新生儿家长(主考学校准备);(6)处置室设有洗手设备、医用垃圾桶、生活垃圾桶	
用物	(1)尿片;(2)新生儿衣裤;(3)浴巾;(4)婴儿润肤油;(5)手消剂;(6)病历本;(7)笔	工作服、帽子由主考学校准备
测评专家	每10名学生配备一名考评员,考评员要求具备中级以上职称。	

3. 考核时量

新生儿抚触:20分钟(其中用物准备5分钟,操作15分钟)。

4. 评价标准

表 J-2-9-2　新生儿抚触考核评分标准

考核内容		考核点及评分要求	分值	扣分	得分	备注
评估及准备(13分)	新生儿(4分)	1. 核对新生儿基本信息	2			
		2. 抚触时间选择恰当	2			
	环境(3分)	符合抚触要求	3			
	操作者(3分)	1. 着装整洁	1			
		2. 手上无饰品,指甲已修剪,口述洗手方法正确	2			
	用物(3分)	用物准备齐全(少一个扣0.5分,扣完3分为止);逐一对用物进行评估,质量符合要求;按操作先后顺序放置	3			
实施(67分)	抚触前准备(6分)	1. 解开新生儿包被,再次核对信息	2			
		2. 检查新生儿全身情况	2			
		3. 口述沐浴情况	1			
		4. 将新生儿仰卧位放浴巾上,注意保暖	1			
	头面部抚触(10分)	1. 倒适量润肤油于掌心,摩擦均匀,搓暖双手	2			
		2. 头面部按顺序抚触,动作娴熟,避开囟门;感情交流合适	8			
	胸部抚触(6分)	双手交叉进行胸部抚触,力度合适,避开乳头;感情交流合适	6			
	腹部抚触(10分)	双手依次进行腹部抚触,动作娴熟,情感交流自然、真切	10			

续表

考核内容		考核点及评分要求	分值	扣分	得分	备注
实施 （67分）	上肢抚触 （10分）	手臂、手腕、手指、掌心、手背等不同部位抚触方法正确，情感交流自然	10			
	下肢抚触 （10分）	大腿、小腿、踝部、足跟、脚趾、脚掌心、足背抚触方法正确，情感交流合适	10			
	背部抚触 （8分）	调整新生儿体位为俯卧位	2			
		背部和脊柱抚触方法正确，新生儿舒适	6			
	臀部抚触 （3分）	臀部抚触方法正确	3			
	抚触后处理 （4分）	1. 及时为新生儿穿衣	1			
		2. 新生儿安置妥当，与家长沟通有效	1			
		3. 医用垃圾初步处理正确	1			
		4. 洗手方法正确，记录及时	1			
评价 （20分）		1. 操作规范，动作熟练	5			
		2. 态度和蔼，仪表大方，关爱新生儿，操作过程中与新生儿在情感、语言、目光等方面的交流合适	5			
		3. 与家属沟通有效，取得合作	5			
		4. 在规定时间内完成，每超过1分钟扣1分	5			
总分			100			

5. 评价指南

①按照《新生儿抚触考核评分标准》进行评分。

②新生儿抚触前应和家属进行交流，合理解释抚触的目的；选择合适的时机进行抚触；仔细核对新生儿信息，全面评估新生儿情况；抚触时手法轻柔、用力适当，避开乳腺和脐部，和新生儿有目光的对视和情感的交流，不要强迫新生儿保持固定姿势；密切观察新生儿在抚触过程中的反应，并根据反应及时调整抚摸的方式和力量，当新生儿出现反复哭闹、肤色改变、呕吐等情况时应停止抚触；抚触结束后嘱家属观察新生儿有无呕吐等不适，并向家属及产妇进行新生儿护理健康教育。需要指导家属进行新生儿抚触者，考核时量可增加5分钟。

后　记

　　为完善职业院校人才培养水平和专业建设水平分级评价制度,全面提升全省高职院校人才培养水平,根据湖南省教育厅《关于 2013 年高职院校学生专业技能抽查考试标准及题库开发项目申报工作的通知》(湘教办通〔2012〕207 号)"科学性、发展性、可操作性、规范性"要求,我们编著了《湖南省高等职业院校学生专业技能抽查标准与题库(助产专业)》一书。

　　标准与题库开发前期,参加编著的全体人员深入医疗机构、学校调研,详细了解了各学校助产专业的人才培养定位、岗位面向和实习实训条件,认真分析了助产士岗位综合能力和职业素养要求。历经标准起草、意见征询、修改论证、题库开发、试题测试等过程,最终确定了专业基本技能和专业核心技能两大模块,共 19 个技能考核点。专业基本技能模块包括密闭式静脉输液、药物过敏试验、留置导尿术(女性)、外科洗手、穿无菌手术衣及戴无菌手套、心电监护仪的使用(成人)、肌内注射(成人)、氧气吸入疗法(氧气筒)、生命体征测量(成人)、无菌技术操作和成人徒手心肺复苏;专业核心技能模块包括骨盆外测量、四步触诊、产程图绘制、会阴侧切缝合术、自然分娩接产技术、母乳喂养指导技术、新生儿复苏、新生儿沐浴(盆浴)和新生儿抚触。以《护士执业资格考试大纲》标准为依据,参照《母婴保健专项技术服务许可及人员资格管理办法》和《育婴师职业标准》,明确了各抽查项目的技能要求和职业素养要求,制定了相应的评价标准。并根据产前、产时和产后各阶段孕(产)妇可能面临的健康问题情境,基于医院产科近 3 年真实的病案资料,设计了 165 个情境任务,即 165 道试题,引导学生在帮助孕(产)妇解决问题的过程中掌握专业技能,完成考核任务。

　　在本书的编写过程中,得到了湖南省妇幼保健院、岳阳市妇幼保健院、岳阳市一人民医院、岳阳市二人民医院和岳阳市三人民医院等医疗机构多名临床一线专家的悉心指导,还得到了永州职业技术学院、常德职业技术学院、湖南环境生物职业技术学院、湘潭职业技术学院和长沙卫生职业学院助产专业教师的协助和领导的支持,以及湖南省教育厅及教育厅职成处领导的精心指导,在此一并致以衷心的感谢。

　　全体编者均以科学严谨、高度负责的态度参与本书的编写工作,但由于水平的有限,疏漏和不当之处在所难免,希望读者批评指正。

编者著

2015 年 4 月